Michael Herdlitzka

Ziele erreichen – (Selbst-)Coaching in Gesundheitsberufen

Mit 10 Abbildungen

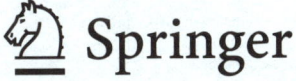

Michael Herdlitzka
Institut für Soziale Kompetenz
Klagenfurt
Österreich

ISBN-13 978-3-642-24946-4   ISBN 978-3-642-24947-1 (eBook)
DOI 10.1007/978-3-642-24947-1

Die Deutsche Nationalbibliothek verzeichnet diese Publikation in der
Deutschen Nationalbibliografie; detaillierte bibliografische Daten sind im
Internet über http://dnb.d-nb.de abrufbar.

Springer Medizin
© Springer-Verlag Berlin Heidelberg 2014

Planung: Susanne Moritz, Berlin
Projektmanagement: Ulrike Niesel, Heidelberg
Lektorat: Sirka Nitschmann, Werl-Westönnen
Projektkoordination: Barbara Karg, Heidelberg
Umschlaggestaltung: deblik Berlin
Fotonachweis Umschlag: © fotolia/Irochka
Zeichnungen: Claudia Styrsky, München
Herstellung: Fotosatz-Service Köhler GmbH – Reinhold Schöberl, Würzburg

Gedruckt auf säurefreiem und chlorfrei gebleichtem Papier

Springer Medizin ist Teil der Fachverlagsgruppe Springer Science+Business Media
www.springer.com

Top im Gesundheitsjob

Vorwort

Sicher haben Sie Bekannte, Freunde oder Verwandte, welche
regelmäßig ihr Leid klagen – besonders beliebt zu Jahresanfang:
»Wie oft habe ich mir schon dies oder jenes vorgenommen,
aber nie gelingt es mir!« Bei Ihnen ist dies zum Glück ganz
anders, aber es gibt unzählige Menschen, welche – mindestens
einmal jährlich – ihre »guten Vorsätze« formulieren und dann
– ja, was dann?

Ich kenne auch viele Menschen mit guten Vorsätzen und schon
oft habe ich mir gedacht: »Wenn ich für jeden gefassten und
nicht umgesetzten guten Vorsatz einen Euro hätte ...«. Ihnen
und mir passiert das ja nicht, aber unzähligen Leuten scheint
einfach nicht gelingen zu wollen, was sie sich vornehmen.

Im privaten Bereich mag das ja noch angehen, was ist schon
dabei, wenn aus »mit dem Rauchen aufhören, mehr Sport betreiben, weniger Geld für Unnötiges ausgeben, etc.« nichts
wird? Ist ja schließlich – eben – Privatsache.

Was aber, wenn berufliche Themen betroffen sind? Weshalb
habe ich die »mit Bestimmtheit vorgetragene Forderung nach
Gehaltserhöhung« schon zum vierten Mal verschoben? Wie
kommt es, dass die Kolleginnen, die dringend nötige Fortbil-
dung schon längst erfolgreich hinter sich gebracht haben, ich
aber bereits zum dritten Mal damit neu beginne? Wieso fällt es
mir so schwer, nicht so geliebte Tätigkeiten nicht sofort zu erledigen? Was bringt es mir, sie immer bis zum letzten Moment
hinauszuschieben und dann für Wichtigeres keine Zeit zu
haben? Sie kennen vermutlich Leute, welche sich solche oder
ähnliche Fragen stellen. Ich kenne etliche und viele kommen zu
mir und wünschen meinen Rat. Zum Glück – mir passiert so
etwas ja praktisch nie. Seit beinahe zwei Jahren »schulde« ich
meiner Universität eine Diplomarbeit. Und für dieses Buch
habe ich auch mehrere Anläufe gebraucht – und viele zarte

»Schubser« von Seiten des Verlags. Aber das ist alles auf ganz besondere Umstände zurück zu führen, das hat mit mir eigentlich gar nichts zu tun. Aber davon später.

Dieses Buch beschreibt die Herausforderungen, die mit Vorsätzen und Zielen oft verbunden sind. Sie erhalten praktische Tipps, wie Sie Ihren Zielen näher kommen und Ihren »inneren Schweinehund« überwinden. Weiterhin erläutert das Buch in welcher Art und Weise ein professioneller Coach Unterstützung bieten kann, um Ziele zu erreichen. Aber dafür müssen Sie sich jetzt das Ziel setzen (nicht nur den Vorsatz fassen), dieses Buch zu lesen!

Viel Vergnügen und gutes Gelingen!

Michael Herdlitzka
Klagenfurt im Februar 2014

Über den Autor

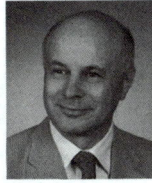

Michael Herdlitzka

Michael Herdlitzka ist Unternehmens- und Psychosozial-
berater. Als Coach, Mediator und Trainer begleitet er
Gesundheitsunternehmen in Veränderungsprozessen,
Konfliktsituationen und der Unternehmensweiterent-
wicklung. Seine fachlichen Beratungsschwerpunkte sind
Unternehmenskommunikation, Marketing, Vertrieb und
Personal- sowie Organisationsentwicklung. Durch per-
sönliches Coaching begleitet er Führungskräfte aus dem
Gesundheitswesen in der persönlichen Lebens- und
Karriereplanung. Zusätzlich ist er als Lektor in der wissen-
schaftlichen Lehre tätig.

Inhaltsverzeichnis

»Gute Vorsätze« oder klare Ziele?

Michael Herdlitzka

M. Herdlitzka, *Ziele erreichen –
(Selbst-)Coaching in Gesundheitsberufen*,
DOI 10.1007/978-3-642-24947-1_1
© Springer-Verlag Berlin Heidelberg 2014

Dieses Buch richtet sich speziell an jene Leserinnen und Leser, die in den Gesundheitsberufen tätig sind, obwohl die Inhalte selbstverständlich auch für Angehörige anderer Berufsgruppen Geltung haben. Der Aufbau dieses Buches beschreibt anhand von theoretischen Ausführungen und praktischen Beispielen das große Thema Ziele sowie die erforderlichen Maßnahmen und notwendigen Mitteln zu deren Erreichung. Der Weg von einem Gedanken zu einem guten Vorsatz und schlussendlich zu einem klaren Ziel ist weit, und damit ist das gewünschte Ziel noch lange nicht erreicht! Was steckt dahinter, wenn wir uns zwar öfter »etwas vornehmen«, es aber zu keiner Umsetzung kommen kann, weil sich wieder einmal der Mantel des Vergessens darüber gelegt hat?

Drei wichtige Erfolgsfaktoren können uns helfen, unsere Ziele zu verfolgen und zu erreichen (Abb. 1.1).

1.1 Sich etwas vornehmen

Oft beginnen wir Sätze mit »man könnte«, »man sollte«, einem unkonkreten Gedanken – etwas, das im Prinzip wichtig ist, sollte eigentlich schon lange gemacht werden, Antrieb und Motivation dazu fehlen allerdings. Ja es stimmt, eine Kleidergröße weniger wäre toll, eine bessere körperliche Verfassung könnte auch nicht schaden, sich ein wenig mehr um seine Weiterbildung zu kümmern wäre doch kein

Erfolgsfaktoren - Zielorientierung

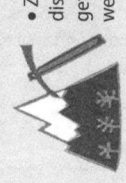

- Zielbewußtsein und Selbstdisziplin; Dinge zu tun, wenn sie getan werden müssen, auch wenn einem nicht danach ist.

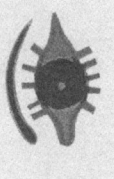

- Fokus - die Fähigkeit, sich ganz auf eine Sache zu konzentrieren.

- Ein starker Erfolgswille und die Fähigkeit, sich zu begeistern und Begeisterung zu vermitteln.

◻ **Abb. 1.1** Drei wichtige Erfolgsfaktoren

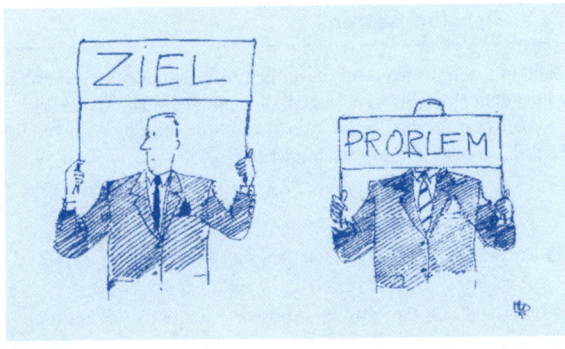

□ Abb. 1.2 Ziel

Nachteil. Ideen gibt es genug, immerhin denken wir ja schon länger über etliche Dinge nach. Auch das kennen wir schon, nur durch Nachdenken allein ändert sich vorerst einmal gar nichts, weder das Gewicht noch die körperliche Verfassung bewegen sich »von selber« – und wenn doch, dann eher in die nicht so erwünschte Richtung.

Bekommt ein bisheriger Gedanke mehr Klarheit, so entsteht daraus bereits ein Vorsatz. Wir wollen den Kilos den Kampf ansagen, endlich regelmäßig Sport betreiben, den Ausbildungskalender einmal genauer ansehen, ... diese Liste lässt sich bei vielen weiter fortsetzen. Aus einem »guten Vorsatz« wird bereits eine feste Willensentscheidung, wenn es dazu eine eindeutige Willensäußerung gibt – »ich werde mit dem Rauchen aufhören«, und zwar am besten gleich morgen. Sie ahnen es bereits, auch hier kommt es noch zu keiner Umsetzung dessen, was wir uns vorgenommen haben – und wenn doch, so bleibt es meist bei einem Versuch. Ziele, die tatsächlich erreicht werden sollen, brauchen eine solide Grundlage. Sie bedürfen einer konkreten Formulierung und werden durch zielorientiertes Handeln erreicht. So entsteht aus einem gedanklichen Vorhaben ein fester Vorsatz, und damit ist der Weg frei in Richtung eines echten Ziels.

❯ Nur konkret formulierte Ziele kann ich auch tatsächlich umsetzen!

1.2   Ziele (um)setzen

Ziele mit definierten Anforderungen und lohnenden Aussichten haben daher gute Erfolgschancen. Eine möglichst konkrete Formulierung sorgt für die dazu nötige Motivation, die den Weg von der Umsetzung bis zur Zielerreichung begleitet.

▪ **Die SMART-Regel**

❯ **Echte Ziele haben Kennzeichen, sie sind smart.**

SMART steht für: Spezifisch – Messbar – Attraktiv – Realistisch – Terminisiert.

Spezifisch Ziele sollen so konkret wie möglich formuliert werden. Was genau soll erreicht werden, welcher Nutzen ergibt sich daraus, welche Mittel werden zur Zielerreichung eingesetzt, wer ist davon betroffen, wann ist das Ziel erreicht? Die »Arbeitsportionen« sollen dabei überschaubar sein – ist das Arbeitspaket zu groß, trägt dies von vornherein zum Aufschub bei.

Beispiel
In einer Einrichtung soll ein rollierender Dienstplan für die gesamte Station erstellt werden. Der Arbeitsanfall ist am Anfang unwahrscheinlich groß, die Aufgabe ist zwar allen klar, die »spezifische« konkrete Vorplanung fehlt allerdings noch. Wesentliche Punkte wie z. B. »mit wem fangen wir an« oder »welche Schritte setzen wir zuerst« sind im Detail festzulegen.

Messbar Die bisher erreichten Ergebnisse müssen jederzeit klar erkennbar sein – ob Teilschritte bereits zu 20% oder schon zu 50% erreicht wurden, schon zur Gänze erfüllt sind oder ob noch gar nichts geschehen ist muss jederzeit deutlich ersichtlich und ablesbar sein. Hier begegnet uns ein psychologisches Hindernis: bei einer erfolgreichen Zielsetzung trifft man eine konkrete Vereinbarung mit sich selbst. Man lässt sich aber nur sehr ungern darauf ein, zu jedem beliebigen Zeitpunkt aufgezeigt zu bekommen noch nicht so weit fortgeschritten zu sein, wie man eigentlich sollte, bzw. nach eigenen Aussagen bereits ist. Das schlechte Gewissen drückt ein wenig, da der

Vorsatz ja schon mehrmals gefasst, allerdings noch nicht entsprechend in die Tat umgesetzt wurde. Sind die Fortschritte nicht auch tatsächlich messbar so fehlt allerdings auch die Verbindlichkeit.

Beispiel
Am Beispiel Einführung eines rollierenden Dienstplans muss für alle Beteiligten klar ersichtlich sein, wie weit das Projekt bereits in die Praxis umgesetzt wurde. Welche Abteilungen sind betroffen, welche Aufgaben wurden welchen Mitarbeitern zugeteilt und inwieweit werden diese bereits nach dem neuen System erledigt? Am besten verständlich ist die Beurteilung in Prozenten »bereits Erreichtes – noch nicht Erreichtes«, ebenso geeignet ist eine farbliche Kennzeichnung (z. B. grün – rot), oder auch die Visualisierung durch einen »Fortschrittsbalken«.

Attraktiv Das gesteckte Ziel muss reizvoll sein, damit verbunden ist ein eindeutiges Erfolgserlebnis, der persönliche Nutzen ist gut erkennbar. Es ist klar ersichtlich wer von dem Ergebnis profitiert und wofür das Ziel gesteckt wurde. Fehlt die persönliche Identifikation mit dem Ziel, weil es von anderer Seite vorgegeben wurde, so ist dessen Attraktivität wahrscheinlich eher gering. Wichtige Gründe verhindern bei jeder sich bietenden Gelegenheit eine erfolgreiche Durchführung. Ein vorgegebenes Ziel bleibt unattraktiv, solange es nicht zumindest teilweise zum eigenen Ziel erklärt wird. Wie wird aus einer Vorgabe ein eigenes, persönliches Ziel?

Beispiel
In meiner erlebten Realität interessiert mich die Idee des rollierenden Dienstplans überhaupt nicht. Ich halte es für unklug die Sache so anzugehen, für mich erhöht sich mein Arbeitsaufwand, ich persönlich habe davon überhaupt nichts. Allerdings bleibt die Forderung nach Erfüllung des Auftrags bestehen, die vorgetragenen Argumente ändern daran nichts. Der Ton wird allmählich weniger freundlich, das Arbeitsklima verbessert sich dadurch nicht unbedingt.

Damit entsteht bereits ein indirekter Nutzen, wenn das vorgegebene Ziel zumindest z. T. auch als eigenes betrachtet werden kann, ohne dass daraus notwendigerweise ein persönliches Ziel geworden ist. Dies geschieht sobald das Erlebnis vermittelt wird selber davon profitieren zu können.

Beispiel

Auf meinem Weg zur Zielerfüllung habe ich mit den Leuten der Abteilung XY zu tun, die ich sehr schätze, diese Gelegenheit zur Zusammenarbeit bietet sich sonst kaum. Ich kann auch Fähigkeiten unter Beweis stellen, die bisher von mir nicht gefordert waren.

Realistisch Gesetzte Ziele sollen auch erreichbar sein, eine Umsetzung muss überhaupt möglich sein. Umstände, die eine Zielerreichung ausschließen, sind hier auszuschließen.

Beispiel

Hier ist auch »Gegenwehr« erlaubt, wenn z. B. ein Mitarbeiter, der mit den anfallenden Tätigkeiten vertraut ist sicher einschätzen kann, dass der vorgegebene Zeitrahmen für das Projekt unmöglich eingehalten werden kann, auch wenn alle mit Hochdruck an der Fertigstellung arbeiten, weil vorhersehbare Dinge passieren werden.

Wenn die Aussichten auf Verwirklichung eines Ziels nicht realistisch sind begibt man sich nicht einmal bis zur Startlinie. Dieser Fehler wird von Sporttrainern gemacht, wenn sie versuchen eine drittklassige Mannschaft auf den Olympiasieg einzuschwören. Für alle ist von vorherein klar, dass dieses Ziel nicht erreicht werden kann, der Erfolg ist mit hoher Wahrscheinlichkeit durchschnittlich oder sogar schlechter als normal. Trotz größter Kraftanstrengung ist das gesetzte Ziel nicht erreichbar, was bleibt ist das volle Erlebnis der Demotivation. Dieses Erleben ist auch bei Kettenrauchern zu beobachten, die von heute auf morgen mit dem Rauchen aufhören wollen – der Erfolg besteht hier nur in einer 100%-Variante, auch nur eine einzige Zigarette zählt als Misserfolg.

Realistisch bedeutet also es darf auch eine 97%-Lösung als erfolgreiche Zielerreichung gesehen werden, es kann auch eine zweitbeste Lösung geben – der Erfolg liegt nicht nur in der 100%igen Erfüllung.

Beispiel

Bei der Einführung eines rollierenden Dienstplans wird zuerst eine Etappe vereinbart – der Plan gilt z. B. nur für einen Teil der Mitarbeiter, nur für die Abteilung X, oder nur für die neuen Mitarbeiter, die den

▼

Überblick noch nicht haben. Nach einem vereinbarten Probezeitraum wird überprüft, ob es durch die Einführung zu einer Verbesserung gekommen ist. Dadurch wird der Arbeitsanfall von vornherein überschaubar, es wird keine 100%-Lösung angestrebt und gibt daher auch keine endgültigen Verlierer. Man kann sich eine Hintertür offen lassen, niemand verliert das Gesicht, wenn das erzielte Ergebnis den Erwartungen doch nicht entspricht.

Terminisiert Ziele brauchen einen verbindlichen Zeitrahmen, dieser muss genauso messbar wie realistisch sein. Ohne genaue Zeitvereinbarung kommt es zu Aufschiebungen, eine Deadline sorgt hier für klare Verhältnisse. Auch hier ist von 100%-Lösungen abzusehen, eine gewisse Pufferzeit in der Planung schafft eine entspannende Atmosphäre.

Beispiel
Als vorläufiger Zeitrahmen für den Dienstplan wird das Jahresende ins Auge gefasst. Sollte es bis dahin nicht klappen, so gelten die Semesterferien als absolut spätester Zeitpunkt für den Einsatz. Steht das Projekt zu diesem Zeitpunkt noch immer nicht, so muss die Niederlage eingestanden werden – das Vorhaben wurde nicht umgesetzt, das Ziel nicht erreicht.

❯ **Echte Ziele sind SMART, also konkret formuliert, messbar, attraktiv, realistisch und terminisiert - und daher erreichbar! Meine guten Vorsätze wie »ich könnte…«, »ich würde gerne...« bleiben dagegen oft unerreicht in der Schublade.**

1.3 Der Weg zum Ziel

Ein gutes Ziel hat einen begrenzten Zeitrahmen bis zur Erfüllung, einen genau eingeschränkten Rahmen, es ist klar ersichtlich wer davon profitieren wird, die Konsequenzen bei Erreichung sind deutlich definiert. Möglichst spezifisch formulierte, gut strukturierte Ziele haben gute Erfolgsaussichten.

Damit ist das Ziel hinreichend definiert – aber wie genau kommen wir dort hin?

Nach dem chinesischen Philosophen Konfuzius ist der Weg das Ziel. Meistens erfolgt die Weg-Planung vom Ausgangspunkt zum

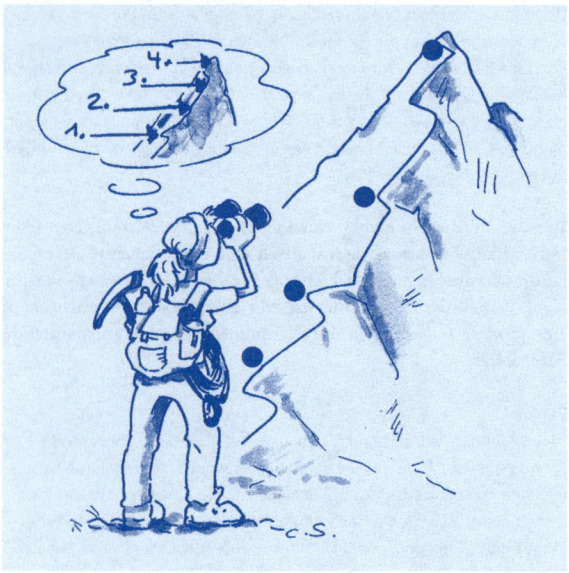

◨ **Abb. 1.3** Bergsteiger

Zielpunkt, sozusagen nach der Methode »bottom up«. Dieser Weg
lässt sich genauso in der anderen Richtung betrachten (»top down«),
wie ich am Beispiel Bergsteigen veranschaulichen möchte:

Das Ziel des Bergsteigers ist die Gipfelbesteigung – es ist nur
dann erreicht, wenn er auch wirklich oben am höchsten Punkt steht.
Seine Planung geht vom Gipfelsieg schrittweise herunter. Wo müss-
te er in den letzten drei Stunden vor Erreichen des Gipfels sein, damit er diesen in einer Etappe auch schaffen kann? Wie muss die
Etappe davor aussehen, um die letzte Etappe überhaupt erreichen zu
können? Meistens wird auch bei der Bergbesteigung umgekehrt geplant, in der fünften Etappe sieht man dann, dass der Weg hier nicht
mehr weiter hinaufführt (◨ Abb. 1.3). Die Bergrettung wird gerufen,
weil die Sportler sich verstiegen haben und weder vor noch zurück
können.

Entscheidend ist also die Frage, wie es ganz oben aussehen wird – welche Ausrüstung wird für den letzten Anstieg erforderlich sein, wie kommt diese zum Ausgangspunkt der letzten Etappe, wo sie dann gebraucht wird, usw.

❯ **Nur wenn ich genau weiß, wie mein Ziel aussehen wird, kann ich den genauen Weg dorthin auch planen!**

1.4   Motivation statt »unter Druck«

Das lateinische Wort »motivum« bedeutet so viel wie Antrieb oder Beweggrund. Motivation steht also für das, was uns bewegt – wobei gute Motive stets »Zieher« sind und damit »anziehend« auf uns wirken. Bewegung in Richtung Zielerreichung findet nur dann statt, wenn wir das dahinterliegende Motiv als etwas verstehen, das uns anzieht und uns daher attraktiv erscheint. Erfolgen Handlungen unter Druck oder Zwang so erzeugen sie eher Widerstand als Weiterbewegung.

Nachhaltig wirksame (intrinsische) Motivation kann immer nur von innen kommen. Motivation von außen (extrinsisch) wirkt eher kurzfristig, kann aber den Anstoß zu nachhaltig wirksamer Motivation liefern. Sich selber endlich den berühmten Ruck zu geben oder sich endlich zu etwas dazu zu setzen, um es zu erledigen, sind uns allen hinlänglich bekannte Beispiele dafür. Die Kunst besteht darin, das Ziel so zu formulieren, dass es uns beinahe magisch anzieht und wir es unbedingt erreichen wollen – dann findet auch Bewegung statt. Gerade in dieser Phase der Zielformulierung kann professionelles Coaching wertvolle Unterstützung liefern.

Ist das Ziel ein Auftrag, in dem wir für uns selber zuerst keinen Nutzen erkennen können, so bedarf es einer sog »Umweg-Rentabilität«, um es trotzdem so anziehend zu machen, dass der Auftrag auch erledigt werden kann.

Leidgeprüfte Eltern kennen den oft chaotischen Zustand von Kinder- bzw. Jugendzimmern. Der Nachwuchs ist nicht bereit aufzuräumen, sie fühlen sich wohl in ihrer kreativen Unordnung, und sehen daher wenig Grund dem Wunsch der Eltern nach Ordnung nachzukommen. Ständige Aufforderungen bewirken in der Regel sehr wenig, erst unter massivem Druck findet Bewegung statt – aber eben nur dieses eine Mal, der Widerstand wird beim nächsten Mal noch viel größer. Ein Beispiel für extrinsische, nicht nachhaltig wirksame Motivation wäre das Angebot einer Taschengelderhöhung als Anreiz fürs Aufräumen. Das kann ein- oder zweimal gut gehen, wird aber in weiterer Folge negative Folgen für den Auftraggeber in Form von permanenter Erhöhung des monetären Anreizes nach sich ziehen. Hier macht es Sinn über eine Umweg-Rentabilität nachzudenken und sich mit der Frage zu beschäftigen, wie ein rentables Ziel für die Kinder/Jugendlichen aussehen könnte. Die Aussicht auf eine ferngesteuerte Autorennbahn, die unter den derzeitigen Umständen keinen Platz im Zimmer hat, ist auf den ersten Blick zwar ein extrinsischer Motivationsfaktor, wird aber schnell zur intrinsischen Motivation für den Jugendlichen, der damit eine ganz andere Erlebniswelt verbindet – die von den Eltern gewünschte Ordnung im Zimmer bekommt damit einen Sinn für den Nachwuchs, das Aufräumen geschieht daher aus eigenem Antrieb.

Die Schaffung einer Umweg-Rentabilität, also die Bildung von Zielen zweiter Ordnung, bewirkt eine Wandlung vom »müssen« zum »wollen« – durch die Erledigung eines unattraktiven Auftrags können eigene Ziele zumindest teilweise mit erfüllt werden.

> **Der Weg zum Ziel führt nur über innere Motivation – ein Ziel muss für mich Anziehungskraft besitzen, es muss mir etwas wert sein!**

1.5   Die Praxis – von der Idee zur Zielerreichung

Beispiel

Peter Manz ist von Beruf Krankenpfleger. Er hat nach seiner Ausbildung eine Stelle in einer großen Klinik angenommen und ist dort seit mehr als zehn Jahren in unterschiedlichen Stationen tätig. Seine Arbeit macht ihm Freude, er sieht für sich allerdings keine realistischen Aufstiegschancen in der nächsten Zeit. Er erfährt aus der Zeitung, dass in seiner Stadt in einem halben Jahr eine neue Privatklinik einer internationalen Gruppe eröffnen wird und noch Personal zu guten Bedingungen sucht. Herr Manz ist interessiert, sendet seine Bewerbungsunterlagen und wird zu einem persönlichen Gespräch eingeladen. Es folgt ein Testverfahren, dem er sich unterzieht, und das er auch besteht. Er ist verheiratet und hat zwei kleine Kinder, seine Frau ist derzeit noch im Erziehungsurlaub zu Hause. Er bespricht seine Pläne mit ihr und bezieht ihre Meinung auch in seine Entscheidungen mit ein.

Aus einem Gedanken bzw. einer Idee entsteht langsam eine konkrete Zielvorstellung: Peter Manz möchte in seinem Beruf noch etwas erreichen (z. B. eine Stationsleitung übernehmen können) und damit auch seine finanzielle Situation verbessern. Die Stellenausschreibung der Privatklinik bietet ihm hierzu eine vielleicht einmalige Gelegenheit. Natürlich bedeutet das auch eine »sichere« Stelle aufzugeben.

Er bekommt eine Zusage und hat nun ein halbes Jahr Zeit um seine Dienststelle termingerecht zu informieren und seinen Wechsel vorzubereiten.

Das Ziel lautet »Verbesserung der beruflichen Situation durch Stellenwechsel« und erfüllt die SMART-Kriterien.

SMART-Kriterien für das Ziel von Herrn Manz:
- spezifisch (ganz konkret formuliert),
- messbar (er hat die Hürden des Aufnahmeverfahrens bereits geschafft),
- attraktiv (bietet bessere Möglichkeiten),
- realistisch (er kann seine alte Stelle aufgeben und ist für die neue Stelle qualifiziert) und
- terminisiert (die Privatklinik eröffnet in sechs Monaten).

Herr Manz hat sich seine Entscheidung gut überlegt, die neue Stelle bietet ihm Möglichkeiten, die er an seinem derzeitigen Arbeitsplatz nicht hat. Es werden allerdings auch Anforderungen an ihn gestellt werden, die höher sein werden als bisher. Vor allem die ersten Monate werden aufwändig sein, bis der Betrieb sozusagen »läuft«. Er hat auch seine familiäre Situation in seine Überlegungen mit einbezogen, da die Familie natürlich von den zu erwartenden längeren Arbeitszeiten mit betroffen sein wird. Sein Verdienst wird zwar höher sein, seine Zeit für die Familie dafür knapper. Seine Frau wird nach Ende des Erziehungsurlaubs wieder eine Teilzeitbeschäftigung ausüben, die Kinderbetreuung muss genau geplant werden. Der Weg zum Ziel »Verbesserung der beruflichen Situation« ist also genau geplant und überlegt. Die Motivation zur Zielerreichung ist groß – Herr Manz sieht seinen persönlichen Nutzen zum einen in Aufstiegsmöglichkeiten, die ihm das Krankenhaus in den nächsten Jahren nicht bietet, und zum anderen in einer finanziellen Verbesserung. Die zu erwartenden Überstunden werden ebenfalls z. T. finanziell abgegolten werden. Das Ziel hat für ihn große Anziehungskraft, da er seinen Beruf gerne ausübt, freut er sich auf die neue Herausforderung, die auf ihn zukommen wird.

1.6   In fünf Schritten zum Ziel

Gibt es nun so etwas wie ein sicheres Rezept, welches Sie nur ganz genau anwenden müssen, um von nun an Ihre Ziele spielend zu erreichen? Nun, Sie ahnen es wahrscheinlich schon, ganz so wie von selbst wird es wohl kaum funktionieren. Vielleicht waren die Pläne nicht realistisch genug, es gab unvorhersehbare Einflüsse von außen, oder die ganze Lebenssituation hat sich geändert – manchmal will es einfach nicht klappen.

Die folgenden fünf Schritte beschreiben wichtige Stationen auf dem Weg zum Ihrem Ziel.

- **Wie komme ich ans Ziel?**
1. Formulieren Sie Ihr Ziel ganz genau und konkret!
   — Grenzen Sie es von anderen Wünschen und Vorstellungen ab, nehmen Sie sich immer eines nach dem anderen vor. Prüfen Sie Ihre Motive ehrlich und fragen Sie sich, ob das Ziel auch wirklich Ihr eigenes ist, oder ob Sie damit jemand einen Gefallen erweisen möchten.
2. Stellen Sie sich ganz genau vor, wie es sein wird, wenn Sie Ihr Ziel erreicht haben!
   — Woran werden die anderen bemerken, dass Sie Ihr Ziel erreicht haben? Was hat sich für Sie ganz konkret geändert? Stellen Sie sich Ihren Erfolg möglichst lebhaft und bunt vor, reden Sie mit Menschen, die so etwas oder ähnliches vielleicht schon erreicht haben.
3. Suchen Sie sich Ihren passenden Weg aus und gehen Sie ihn auch!
   — Umgeben Sie sich möglichst mit Menschen, die Sie dabei stärken und unterstützen. Seien Sie aufrichtig zu sich selbst und gestehen Sie sich Fehlschläge ein – nützen Sie Stillstand oder Rückschritt für Anpassungen bzw. Veränderungen. Greifen Sie auf Hilfe von außen zurück, wenn Sie das brauchen. Eine professionelle Begleitung kann Ihnen helfen, Ihren Weg wieder zu sehen und weiter zu gehen.

4. Beachten und würdigen Sie Ihre Erfolge auf dem Weg zum Ziel und bleiben Sie dran!
   - Gönnen Sie sich Pausen, lehnen Sie sich zwischendurch auch mal zurück und belohnen Sie sich selbst mit kleinen Aufmerksamkeiten. Das tut Ihnen gut und motiviert Sie weiter. Schauen Sie wohlwollend auf alle Ihre Erfolge, auch wenn diese klein sind und behalten Sie dabei das große Ziel immer im Auge.
5. Feiern Sie Ihr erreichtes Ziel!
   - Haben Sie Ihre Zielgerade erfolgreich überquert, ist das ein Erfolg auf den Sie stolz sein dürfen. Blicken Sie auf den gegangenen Weg zurück, denken Sie daran, wie Sie Schwierigkeiten meistern konnten und teilen Sie Ihre Freude mit Gleichgesinnten, Freunden oder Familie.

Das Wollen und die Klarheit

Michael Herdlitzka

M. Herdlitzka, *Ziele erreichen –*
(Selbst-)Coaching in Gesundheitsberufen,
DOI 10.1007/978-3-642-24947-1_2
© Springer-Verlag Berlin Heidelberg 2014

2.1   Weiß ich, was ich will?

Bei der Erledigung von Aufträgen verfolgen wir oft Ziele, die nicht unsere eigenen sind. Wie kann nun aus einer Vorgabe ein zumindest teilweise eigenes, persönliches Ziel werden? Hier gilt es (einen) Zusatznutzen zu entdecken, dadurch wird zwar nicht das Ziel zu unserem eigenen gemacht, wir können aber in einer anderen Form davon ebenfalls profitieren. Schafft man es eine Umweg-Rentabilität für sich zu finden und den Auftrag damit auch zu seinem eigenen Ziel zu machen, verändert sich damit auch der Status der Pflichtaufgabe, die man eigentlich gar nicht wollte und in der man keinen Sinn erkennen konnte. Im Rahmen einer positiven Gesprächsunterstützung durch Coaches oder Betreuer können rasch und effizient eigene Nutzen erkannt und aufgezeigt werden. Beispiele dafür könnten sein eine Vorbildwirkung für Kollegen, wenn eine bekanntermaßen unbeliebte Aufgabe aus eigenem Antrieb im Sinne einer höheren Sache erledigt wurde oder eine Aufgabe besonders genau oder besonders rasch erledigt werden konnte, bzw. die Erlangung einer Sonderstellung, wenn die Aufgabe nur von einer einzigen Kollegin auch wirklich zeitgerecht erledigt wurde, bzw. auch die Entdeckung eigener, bisher nicht geforderter Fähigkeiten.

Sind Ziele vorhanden, welche den SMART-Kriterien (▶ Kap. 1) bereits weitgehend entsprechen, bedeutet das nicht notwendigerweise auch deren zwingende Umsetzung bzw. Erreichung. Für den

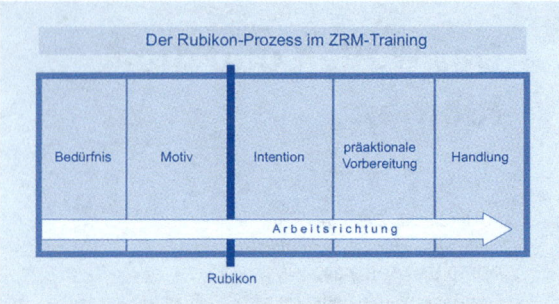

Abb. 2.1 Züricher Ressourcenmodell (ZMR)

Anschluss vom Motiv zum wirklichen Wollen bedarf es noch einer Willensanstrengung, die vielleicht noch gar nicht oder nicht in ausreichendem Maß vorhanden ist. Auch wenn der Weg zum Ziel bereits klar ist, muss der Entschluss, diesen auch wirklich gehen zu wollen, für sich selber klar vorhanden sein.

»Weiß ich, was ich will?« wird oft als Vorwurf formuliert. Das ist wenig hilfreich, da es ein Vorschieben rationalisierter Gründe und Ausreden bewirkt. Erst durch die Identifizierung und Beseitigung der eigenen Hemmnisse wird das Ziel klar und der Weg dorthin sichtbar.

> Auch vorgegebene, fremde Ziele, die gar nicht meine eigenen sind, kann ich über eine Umweg-Rentabilität zu eigenen Zielen machen, die mir auch Nutzen bringen!

2.2   Die Schwierigkeit, sich festzulegen

Die Grundlage der folgenden Ausführungen bildet das Züricher Ressourcenmodell (ZMR) – eine Selbstmanagementmethode, welche von Maja Storch und Frank Krause für die Universität Zürich entwickelt wurde, um Lehrkräften psychosoziale Kompetenzen zu vermitteln. Als Ressource im neurobiologischen Sinn wird hier alles verstanden, was durch die Aktivierung neuronaler Netze bei der Erreichung von Zielen hilft. Das Modell gibt einen Überblick über die Stationen, die ein im Bewusstsein aufgetauchter Wunsch durchläuft, bis er zum Ziel werden kann (◘ Abb. 2.1).

Soll aus einem Wunsch auch tatsächlich ein Handlungsziel werden, muss im Menschen eine Mobilisierung, Motivierung und Aktivierung stattfinden, um dafür die entsprechende Willenskraft zum Handeln aufbringen zu können.

■ Das Züricher Ressourcenmodell

Das ZRM arbeitet mit zwei Systemebenen: einer Ebene des Bewussten, die mit Sprache und Logik arbeitet, und einer Ebene des Unbewussten. Aufbauend und ergänzend zu diesem Modell kommt jetzt noch eine dritte Ebene dazu: die Ebene des Bewussten, das aber noch nicht explizit in Sprache ausgedrückt wurde. Sie stellt die Verbindung dar zwischen der unbewussten Ebene, in der uns Dinge nicht zugängig sind und daher auch nicht benannt werden können, und der bewussten Ebene, in welcher Dinge zugängig und ausgesprochen sind. In diesem dritten, entscheidenden Bereich ist das Bewusstsein für Dinge, Abläufe und Zusammenhänge zwar schon zumindest teilweise vorhanden, es wurde aber weder sich selber noch anderen gegenüber bereits explizit ausgesprochen.

Die erste Ebene, also das Unbewusste, ist nicht primär Zielbereich im Coaching, sondern fällt hauptsächlich in den Arbeitsbereich von Therapeuten. Sehr viel interessanter für beratende und begleitende Berufsgruppen ist die Ebene des Bewussten, aber noch nicht explizit Ausgesprochen. Hier finden sich zum Teil verborgene Motive, ebenso anziehende oder hemmende Ressourcen.

■ Explizitätsmodell

Ich nenne diese Erweiterung durch eine dritte Ebene »Explizitätsmodell« und erläutere es an praktischen Beispielen und zeige seinen Einsatzbereich auf (◘ Abb. 2.2):

Beispiel

Bereits bei der Übernahme eines Auftrags habe ich innerlich kein gutes Gefühl – ich traue mir das eigentlich nicht zu, fühle mich dem gar nicht gewachsen, kenne mich zu wenig aus usw. – alles unspezifische und eher vage Empfindungen, die ich mir selber gegenüber noch nicht klar verbalisieren kann. Um nicht als inkompetent zu erscheinen, werde ich

▼

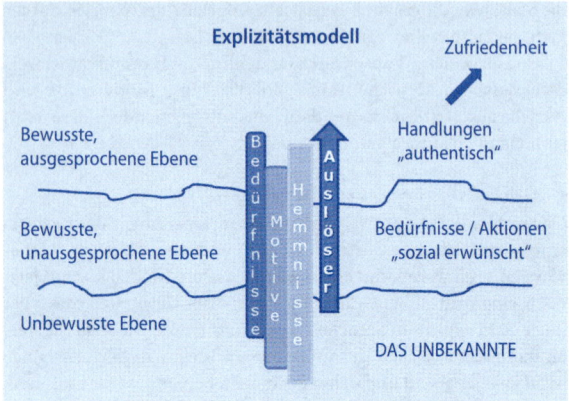

■ **Abb. 2.2** Explizitätsmodell

den Auftrag, der in meinen Aufgabenbereich fällt, annehmen – trotz unausgesprochener Hemmnisse in mir. »Ich habe verstanden, worum es geht und werde es machen.«, lautet die ausgesprochene Botschaft nach außen. Damit befinde ich mich in einem massiven inneren Konflikt, der mir nur teilweise bewusst ist, den ich vor mir selber noch nicht explizit ausgesprochen habe. Solange ich in diesem Stadium verharre, findet keine Bewegung in Richtung Zielerfüllung statt, es nützt weder der Versuch sich selbst zu motivieren noch Druck von außen. Das Gegenteil ist der Fall – man erfindet Ausreden, warum es nicht funktionieren kann (die Unterstützung der Kollegin, die gerade Urlaub hat, wird benötigt, usw.).

Wir befinden uns im Bereich der Ausreden und Schuldzuweisungen nach außen, diese sind gegen Einzelpersonen oder sogar gegen ganze Teams gerichtet. In diesem Fall nimmt die Komplexität der Ausreden, um ein Vielfaches zu und bindet damit enorme Ressourcen. Man findet auch unter größter Anstrengung nicht mehr heraus, woran es liegen könnte, dass etwas einfach nicht funktioniert. Es sieht beinahe so aus, als hätte sich die ganze Welt gegen das Projekt bzw. den Auftrag verschworen, es gibt kein Weiterkommen.

Die Tatsache, dass etwas auf der bewussten und explizit ausgesprochenen Ebene als ausgemacht gilt und bereits mehrmals begonnen wurde, aber trotzdem kein Fortschritt geschieht, sollte uns zu denken geben. Hier steckt möglicherweise etwas in dieser weiteren Ebene fest – dem Bewussten, aber noch nicht explizit Ausgesprochen – das man aufspüren sollte. Im Rahmen einer professionellen Gesprächsunterstützung wie Coaching kann es gelingen ein vage vorhandenes Gefühl als Ressource zu erkennen und zu aktivieren.

Durch den Transport von der zweiten Ebene (bewusst aber unausgesprochen) auf die dritte Ebene (bewusst und ausgesprochen) stehen Gefühle, Gedanken, Ressourcen auch tatsächlich explizit zur Verfügung – jetzt kann man damit auch umgehen.

Beispiel

Wenn ich zugebe, dass ich mir diese Aufgabe gar nicht zutraue, könnte das für mich negative Konsequenzen haben – ich verliere Ansehen und Status, im schlimmsten Fall sogar meinen Job. Ich belasse es daher lieber bei dem vagen Gefühl, das ich habe.

Solange aus dem Unterbewusstsein kommende Gefühle und Befürchtungen nicht explizit für sich selber ausgesprochen sind, können sie auch nicht nach außen transportiert werden. Eine der wertvollsten Aufgaben von unterstützenden Prozessen wie Coaching ist es herauszufinden, wie man diese Gefühle für sich selbst verbalisieren und auch aussprechen kann. Der Rubikon als Grenze zur Handlung befindet sich genau dort, wo etwas für einen selbst klar geworden und explizit ausgesprochen ist – dann finden sich auch Wege damit umzugehen. In der professionellen Gesprächsbegleitung werden fördernde und hemmende Faktoren aufgespürt und an die Oberfläche gebracht – und damit explizit gemacht.

Beispiel

»Ich traue mir das alleine nicht zu.« – es muss zuerst für mich explizit ausgesprochen sein, um einen möglichen Umgang damit finden zu können. Nun brauche ich eine Methode, um meine Befürchtungen darlegen zu können, z. B. ein klärendes Gespräch mit Vorgesetzten. »Ich würde das Projekt gerne übernehmen, es ist aber in der dafür vorgesehenen Zeit unmöglich. Kann ich die neue Mitarbeiterin dafür ein-

▼

schulen?« Die Angelegenheit ist für alle Beteiligten explizit gemacht und klar ausgesprochen, damit eröffnen sich neue Möglichkeiten und Handlungsalternativen auf beiden Seiten.

> ❯ **Solange Dinge nicht explizit ausgesprochen sind, behindern sie mich bei der Erreichung meiner Ziele!**

2.3   Was ist zumutbar?

Was darf ich meinen Kollegen, meinem Team, meinen Vorgesetzten, mir selber, meiner Familie überhaupt zumuten? Es müssen Entscheidungen überlegt werden, die nicht nur Konsequenzen für das eigene Leben nach sich ziehen, sondern natürlich auch Auswirkungen im Arbeitsumfeld haben. Hier sind speziell bei Führungskräften viele Hindernisse vorhanden. Inwieweit sind zusätzliche Belastungen für Mitarbeiter überhaupt zumutbar? Welche Folgen hat eine getroffene oder auch eine nicht getroffene Entscheidung? Auch ein möglicher Gesichtsverlust sollte abgewogen werden.

In diesen Aspekten stecken wiederum fördernde und hemmende Faktoren in der mittleren Ebene (bewusst, aber nicht ausgesprochen), die transparent und explizit gemacht werden müssen. Sobald die Situation geklärt ist und explizit ausgesprochen werden konnte, kann auch das befreiende Gefühl erlebt werden, etwas Tolles geschafft zu haben. Auf der bewussten und ausgesprochenen Ebene gelingt es jetzt mit der Kritik sehr gut umzugehen, die auf einer Ebene zuvor (bewusst, aber unausgesprochen) noch als Versagen oder sogar als Katastrophe erlebt wurde.

- Darf ich eine höhere Position anstreben, auch wenn diese bereits besetzt ist?
- Darf ich es sagen, wenn ich in meinem Team für eine höher qualifizierte Stelle mit Verantwortung ausgewählt wurde, diese aber gar nicht annehmen möchte?

Hier sind zielähnliche Vorstellungen zwar da, der Weg bzw. die Methode diese auszudrücken, ist aber noch nicht klar. Auch Hindernisse sind vorhanden, die man vor sich selber nicht eingestehen möchte, wie z. B. die nicht verlockende Aussicht auf längere Arbeitszeiten und weniger Privatleben. Man hat es vielleicht schon beim

Kollegen erlebt, wie die Verantwortung und der damit aufgebürdete Rucksack zu viel geworden sind. Es stecken Widersprüche darin, die man vor sich selber noch nicht explizit ausgesprochen hat. Solange bleibt die Situation auch nach außen unklar, die Umwelt erlebt ein Hin- und Herpendeln zwischen dem Gesagten und den Handlungen, die getätigt wurden. Man hat sich etwas vorgenommen, ein Ziel gesteckt, es aber noch nicht erreicht bzw. nicht umsetzen können. Man stößt damit ständig an Grenzen, was weiter nicht schlimm ist, solange man es »nur« mit sich allein ausmachen kann. Sobald auch andere in der Zusammenarbeit davon betroffen sind, wird die Situation zunehmend schwieriger, da man durch die Widersprüchlichkeiten als unehrlich erlebt wird. Eine Änderung im Sinne einer Verbesserung kann wiederum nur durch eine Verlagerung in die Ebene des Bewussten und explizit Ausgesprochen erreicht werden.

> ❯ Erst wenn ich etwas für mich selber explizit ausgesprochen habe, kann ich es auch nach außen klar kommunizieren!

2.4 Ziele formulieren

Wie sage ich es zuerst einmal vor mir selbst ohne Gesichtsverlust? Es ist wichtig, die einzelnen Prozessphasen durchzuspielen, um die damit verbundenen Gefühle auch wirklich zu erleben, erst dann ist es möglich, sie auch klar zu formulieren. Hier kann ein professioneller Gesprächspartner unterstützen und den Prozess durch die Vorgabe eines »roten Fadens« erheblich verkürzen. Professionelle Fragestellungen gehen in eine Richtung, in der man seiner eigenen Klarheit zwangsläufig näher kommt. Coaches, Supervisoren oder auch gute Bekannte, bei denen die Vertrauensbasis vorhanden ist, helfen, das nicht immer ganz bewusste »Herumschwindeln« abzukürzen.

Hat man dieses Stadium erreicht, sind gut 70–80% der Aufgabe bereits erledigt – man kann für sich klar aussprechen was einen bewegt, was man möchte und was man nicht möchte, und auch welche Ziele man verfolgen will. Hier erlebt man allerdings auch noch Hindernisse: man weiß zwar was man will, aber nicht, wie man es nach außen kommunizieren kann.

Beispiel

Ich kann meiner Vorgesetzten doch nicht sagen, dass ich ihren Job haben möchte. Mir ist bewusst, dass es diese Stelle nur einmal gibt!

Ich strebe die mir angebotene Position derzeit nicht an, mir sind geregelte Arbeitszeiten und mein Privatleben einfach wichtiger als mehr Verantwortung. Wenn ich das so sage, könnte mir das als Faulheit und mangelnde Einsatzbereitschaft ausgelegt werden. Ich werde vielleicht beim nächsten Mal nicht mehr gefragt!

Man meint seine Wünsche und Entscheidungen nicht aussprechen zu können – die Praxis zeigt allerdings man sollte es tun. Es geht erstaunlicherweise einfacher, wenn man es klar sagt – eine Erfahrung, die man sich selbst erarbeiten sollte. Die Umgebung hat meine Stimmung ohnehin schon wahrgenommen und war vielleicht deswegen auch verunsichert. Das Klarmachen und Aussprechen bewirkt in jedem Fall eine Erleichterung auf allen Seiten.

Beispiel

Meine Vorgesetzte wollte ohnehin in absehbarer Zeit eine Nachfolge aufbauen – nun könnten wir daran gemeinsam arbeiten.

Es ist schade, dass ich das Angebot nicht annehme. Man hat mir diese Position zugetraut und hätte mich gerne dort gesehen.

Diese Erleichterung auf allen Seiten ist immer da, weil die eigenen Prioritäten so für alle klar geworden sind. Wichtig dabei ist es, sich höflich und wertschätzend auszudrücken, unabhängig davon wie unangenehm der Inhalt auch sein mag.

Es ist sinnvoll diese Gespräche zuerst zu üben – zu Hause mit vertrauten Personen oder auch in einer professionellen Umgebung mit einem Coach. So macht man die Erfahrung wie solche Gespräche laufen können schon vorher im »geschützten Rahmen«, man erfährt auch die Erleichterung, wenn etwas endlich ausgesprochen werden konnte. Diese Erfahrung ebenso wie das Erleben »es passiert nichts Schlimmes« erleichtern das, was wesentlich ist: den letzten Schritt zu machen, nämlich es nach außen aussprechen zu können.

> ❯ Wenn ich auch unangenehme Dinge wertschätzend ausspre-
chen kann, ist das eine Erleichterung für alle Betroffenen – ich
kann dies mit professioneller Hilfe vorher üben!

2.5 Die Praxis – Ziele mit Hindernissen

Beispiel

Barbara Dutt ist seit sieben Jahren in einer Einrichtung für geistig und
körperlich schwer beeinträchtigte Menschen tätig. Vor drei Jahren hat
sie die Leitung eines fünfköpfigen Teams übernommen. Insgesamt gibt
es sechs Teams, die einer gemeinsamen Führung unterstehen. Es gibt
klar vorgegebene Aufgaben im Sinne der Institution, die zu erfüllen
sind, darüber hinaus gäbe es noch Spielraum für eigene Teamaktivi-
täten, der sich allerdings in der Praxis aus Zeitgründen als theoretisch
erweist. Vor einem knappen Jahr hat eine Stammmitarbeiterin die
Institution verlassen, sie bekam ein Baby und wollte sich ihrer Familie
widmen. Die Nachbesetzung ihrer Stelle ist bis heute nicht dauerhaft
gelungen, insgesamt drei Personen sorgten für ein Kommen und
Gehen aus unterschiedlichen Gründen, was allgemein als Belastung
empfunden wird. Die Liste der Überstunden ist bei Barbara Dutt inzwischen beträchtlich angewachsen, auf ihren letzten geplanten Urlaub
hat sie verzichtet, da ein neuer Mitarbeiter zur Einarbeitung gekommen
ist. In einer Supervision nach ihrer Befindlichkeit gefragt, äußert sie den
Wunsch mit den gegebenen Rahmenbedingungen (die zum Großteil
nicht veränderbar sind) besser umgehen zu können. Manchmal sieht
sie die einzige Lösung im Verlassen der Institution, was sie aber selbst
auf ihre derzeitige Überforderung zurückführt. Ihr großer Traum ist es
im kommenden Jahr einen dreimonatigen Urlaub nehmen zu können
und ein Versprechen einlösen zu können. Sie möchte die Zeit mit einer
Freundin in Indien verbringen, die dort ein karitatives Projekt leitet.

- **Wie kann aus einem Traum ein echtes Ziel werden?**

Frau Dutt muss sich zu allererst darüber klar werden, was sie will.
Auf der einen Seite stehen die Kollegen und der verantwortungs-
volle und herausfordernde Beruf, sie stellt hohe Ansprüche an sich
selbst. Sie spürt ihre eigene Überforderung, und auch die manchmal
aufkeimende Lust alles stehen zu lassen, ist aber ihrem Team und

auch ihrer Tätigkeit tief verbunden. Auf der anderen Seite sieht sie die Möglichkeit einen Lebenstraum zu verwirklichen, ihren längst fälligen Urlaub in Anspruch nehmen zu können und mit neuen Perspektiven wieder nach Hause zu kommen. Es ist auf alle Fälle auch noch einen Gedanken wert, für sich selber abzuklären, ob es wirklich der eigene Wunsch ist oder ob es sich doch um einen Gefallen für die Freundin handelt und die derzeitige Situation den Blick etwas trübt.

Es muss für Frau Dutt ganz klar werden, dass es ihr Ziel ist diesen Urlaub zu nehmen, und sie muss das für sich selbst aussprechen können. Dies ist der erste und wichtigste Schritt in Richtung Ziel, wobei auch dabei noch etliche Hürden zu überwinden sind. Es ist an ihrem Arbeitsplatz zwar grundsätzlich möglich auch einmal einen längeren Urlaub in Anspruch zu nehmen, aber natürlich bedarf das einiger Vorbereitungen. Frau Dutt wird sowohl mit ihrem Team als auch mit der Geschäftsleitung Gespräche führen, die ihr zu weiterer Klarheit verhelfen. Der Zeitpunkt ist nicht optimal, da wieder einmal ein neuer Mitarbeiter zur Einarbeitung kommen wird. Will sie ihr Team mit dieser Aufgabe alleine lassen, schaffen es die Mitarbeiter ohne sie überhaupt? Hat sie vielleicht insgeheim doch Sorge, sie könnte vor ihrer Geschäftsleitung mit ihrem Wunsch kein gutes Bild abgeben? Es stellt sich hier auch die Frage »darf ich das überhaupt?« Kann sie ihrem Team zumuten für drei Monate selber keine Urlaubstage in Anspruch nehmen zu können, darf sie ihnen diese zusätzliche Belastung antun? Traut sie sich es selber zu, eine Auszeit von ihrer Tätigkeit nehmen zu können? Was heißt das für sie, wenn der Alltag auch ohne sie funktionieren wird, wie fühlt sich das an doch »ersetzbar« zu sein? In all diesen Fragestellungen kann eine professionelle Begleitung wie z. B. Coaching oder Supervision eine wertvolle Hilfestellung sein.

Erst wenn Frau Dutt vor sich selber klar aussprechen kann, was sie wirklich will, macht es Sinn die Zielplanung konkret in Angriff zu nehmen und die dazu nötigen Dinge zu veranlassen.

Es könnte auch sein, dass sie erkennt es ist gar nicht ihr größter Wunsch, sondern mehr eine Art Flucht aus ihrer derzeitigen angespannten Situation. Es kann ihr beim Nachdenken auch durchaus klar werden, dass sie es mit ihrer Professionalität doch nicht vereinbaren kann, ihre Arbeitsstelle für drei Monate einfach zu verlassen. In diesem Fall erspart sie sich eine Menge Planung, die ohnehin halbherzig erfolgen würde, und erkennt vielleicht Handlungsbedarf, um aus ihrer Situation rauszukommen – sehr viel einfacher mit professioneller Unterstützung. Was auch immer das Ergebnis sein wird, sie muss es in aller Klarheit vor sich selber aussprechen können.

Wenn sie sich für ihren Wunsch entscheidet ist der Weg zum Ziel frei – die Planung kann starten!

Der Zielbildungs-
prozess

Michael Herdlitzka

M. Herdlitzka, *Ziele erreichen –*
(Selbst-)Coaching in Gesundheitsberufen,
DOI 10.1007/978-3-642-24947-1_3
© Springer-Verlag Berlin Heidelberg 2014

3.1 Werte und Normen

Dabei helfen besonders Unterschiede in der Ausgangssituation – unter bestimmten Umständen kann die volle Leistung leichter oder öfter erbracht werden als in anderen Situationen. Daher ist es in der Supervision und im Coaching besonders wichtig, die Klienten dabei zu unterstützen, v. a. die Unterschiede zu beachten, welche für Gelingen oder Versagen ausschlaggebend sein können. Als besonders bedeutsam und hilfreich für den »Klienten« oder Schüler ist eben dessen verbesserte, »passendere« Selbstwahrnehmung – in Relation zu den unterschiedlichen Ausgangssituationen – zu sehen. Diese äußert sich in realistischen Ausgangsnormwerten, von welchen aus die neue Zielfestsetzung erfolgt. »Motivation« und ein positives Selbstkonzept entstehen aus – nach zumutbarer Anstrengung – erreichten Zielen. Es ist ein Vorteil sich selber über seinen Aktionsstil im Klaren zu sein. Habe ich die Tendenz mir eher leichte Ziele auszusuchen, so könnte ich beim nächsten Mal vielleicht eine zusätzliche Aufgabe übernehmen, um zu sehen, was dabei herauskommt. Die Unterstützung in diesen Fällen sollte wohl (zumindest mit) ein Ziel jeder professionell helfenden Kommunikationsbeziehung sein.

Das heutige Menschenbild beschreibt den Menschen als grundsätzlich leistungsbereit, anders als noch vor etwa hundert Jahren. Es gilt als wünschenswert etwas erreichen zu wollen und Anerkennung für erbrachte Leistungen zu bekommen. Die Zeit, die als Arbeits-

Erfolgsfaktoren - *Positive Einstellung*

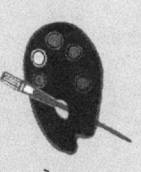

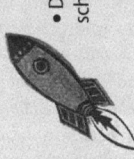

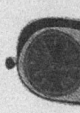

- Die Fähigkeit, aus Fehlern, Rückschlägen und Mißerfolgen zu lernen.

- Phantasie – die Gabe sich vorzustellen, wie die Dinge sein könnten.

- Die Bereitschaft, mehr als unbedingt nötig zu tun, zum Beispiel Überstunden machen, Alternativen entwickeln und ausprobieren etc.

Abb. 3.1 Erfolgsfaktoren

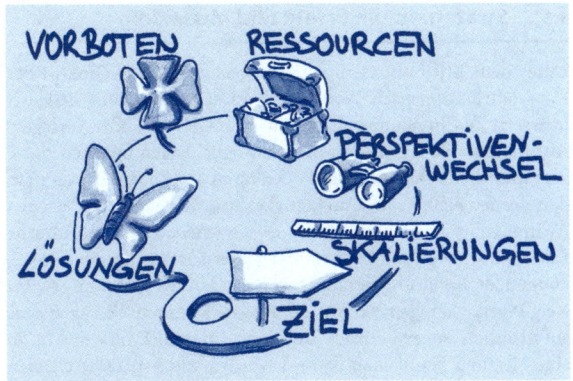

◼ **Abb. 3.2** Lösungsfindung

und Leistungszeit zur Verfügung steht wird generell auch als solche genutzt. Die Faktoren, die eine positive Einstellung fördern, sind in ◼ Abb. 3.1 erläutert.

3.2   Das Anspruchsniveau

Unter dem Anspruchsniveau versteht man den Grad der Herausforderung, den das jeweils gewählte Ziel ausübt. Individuell verschieden werden »hohe«, anspruchsvolle Ziele gesteckt, oder aber »leichte«, sozusagen in jedem Fall erreichbare. Dies ist in der Regel von Person zu Person, aber auch von Fall zu Fall verschieden.

Wenn es mit den Zielsetzungen öfter nicht klappt, kann es sinnvoll sein, den eigenen Zugang zum Anspruchsniveau zu hinterfragen. Grundsätzliche Neigungen, Werte und Einstellungen sind veränderbar, wenn auch nicht von heute auf morgen.

❯ **Eine realistische, passende Selbstwahrnehmung hilft mir bei der Festsetzung meiner Ziele!**

Auf dieser Lösungsebene finden sich die in der folgenden Abbildung (◼ Abb. 3.2) dargestellten Wegpunkte auf dem Weg zur Lösung.

3.3   Strategien um Erfolg und Misserfolg

Unter dem Attributionsstil versteht man nach dem Konzept der Kausalattribution nach Weiner folgendes: »Attribution« bedeutet übersetzt Zuschreibung von Ursachen für Gelingen oder Versagen. Attributionsstile lassen sich in vier Möglichkeiten unterteilen: sie sind **intern** oder **extern**, **stabil** oder **variabel**. Die Ursache kann in den eigenen Fähigkeiten und Fertigkeiten liegen oder in der eigenen Anstrengung – das wären »interne« Ursachen. Aber auch externe Faktoren, wie bestimmte Situationen oder auch einfach der Zufall, können als Erklärung herangezogen werden. Es gibt nun gewisse Neigungen, Gelingen z. B. v. a. auf interne Faktoren, Versagen eher auf externe Faktoren zurück zu führen, oder auch umgekehrt. So eine Neigung nennt man dann den Attributionsstil. Alle eigenen Fähigkeiten und Ressourcen werden als intern und stabil bezeichnet, Misserfolge werden externen und variablen Ursachen zugeschrieben.

Beispiel

Ich konnte eine Aufgabe in der halben Zeit erledigen, diese fiel in meinen Kernkompetenzbereich und hat mich daher auch sehr interessiert, war also quasi eine Wunschaufgabe für mich, die ich gerne gemacht habe. → Die Ursachenzuschreibung für das gute Gelingen erfolgt intern und stabil.

Die Aufgabe konnte nicht in der vorgesehenen Zeit erledigt werden, da niemand damit rechnen konnte, dass dieses unvorhergesehene Ereignis eintreten wird und eine massive Verzögerung zur Folge haben wird. Es wurden dann auch noch drei Teammitglieder krank, es waren so viele Sachen gleichzeitig zu erledigen. → Die Ursachenzuschreibung für den Misserfolg erfolgt extern und variabel.

Dieses Muster
- Erfolg = intern und stabil,
- Misserfolg = extern und variabel

ist sehr häufig und psychologisch betrachtet ein »gesundes« Attributionsmuster, da es die Persönlichkeit und den Selbstwert stabilisiert. Gibt es ein positives Ergebnis, so schreibt man es sich selber zu; misslingt es, so wird es auf nicht näher spezifizierte Umstände zurückgeführt. Vorsicht ist beim Übertreiben dieses Musters geboten: wenn davon Betroffene meine eigene Einschätzungen als nicht realistisch erleben könnten und sich daraus Konfliktsituationen ergeben.

Im Gesundheitsbereich findet ein breites Feld von Menschen, die den genau umgekehrten Attributionsstil verfolgen. Gelingen wird als extern und variabel, also als Zufallsprodukt empfunden: »besonders günstige Umstände haben diesen Erfolg möglich gemacht«. Misserfolge werden extern und stabil dem eigenen Ich verrechnet: »man hat es z. B. ohnehin gleich gewusst oder so etwas noch nie erreicht«.

Hier ist ein Zusammenhang mit dem sog. »Helfer-Syndrom« erkennbar. Menschen, die einen Beruf gewählt haben, in dem sie sehr viel für andere da sein wollen, nehmen schon alleine deswegen tendenziell ihre Persönlichkeit gerne zurück. In Gesundheitsorganisationen gibt es nur wenige Mitarbeiter, die Verantwortung im Sinne einer leitenden Tätigkeit übernehmen wollen. Das kommt daher, dass Personen im diesem Berufsbereichen oft das Gefühl erleben, sich ohnehin schon genug aufgebürdet zu haben. Die von ihnen erbrachte Arbeitsleistung ist sozial sehr erwünscht und anerkannt und mit viel Verantwortung verbunden, die eigenen Bedürfnisse und Gefühle werden dabei zurückgestellt, da es ja schließlich die primäre Aufgabe ist, für Mitmenschen da zu sein. Unbewusst entsteht so auch der Gedanke man selber könne gar nicht diejenige sein, welche eine herausragende Leistung vollbracht hat. Man sieht zwar seine Beteiligung am Misserfolg, nicht aber den eigenen Anteil am Erfolg. Hier fehlt die stabilisierende Wirkung auf den Selbstwert, es kann zu starkem Sinnverlust kommen, und damit dreht sich bereits die Spirale abwärts in Richtung Burnout.

Jemand mit einem gesunden Attributionsstil möchte Aufgaben dazu bekommen, weil er das als Herausforderung erlebt, die bewältigt werden will. Wenn man etwas besonders gut geschafft hat, so kann die nächste Aufgabe gerne noch ein wenig schwieriger sein. Die Ansprüche an sich selbst steigen, damit auch das allgemeine Anspruchsniveau. Man übernimmt gerne Verantwortung und läuft auch in Zeiten erhöhter Belastung zur Hochform auf. Der andere Typ in dieser extremen Ausprägung ist eher auf Rückzug und Vermeidung aus. Erwünscht sind Aufgaben, die weniger und leichter sind, maximal aber gleich schwer wie die letzte Aufgabe, die man gerade noch erfüllt hat.

> ❯ **Für meine Persönlichkeit und meinen Selbstwert ist es gesund, den eigenen Beitrag am Gelingen einer Leistung zu sehen!**

3.4   Der Umgang mit Erreichtem oder Nichterreichtem

Hat man etwas erreicht, macht es Sinn zu fragen, ob das so genügt und es damit wirklich erledigt ist. Oder ist da vielleicht noch mehr drin, obwohl es ja eigentlich schon fertig ist? Daraus könnte sich wiederum ein neues Ziel ergeben.

Beispiel

Jemand hat sich das sportliche Ziel gesetzt 100 Meter in 11 Sekunden zu laufen. Nach ein paar Jahren harten Trainings erreicht er es auch mit machbarer Anstrengung. Damit ist den meisten Sportlern klar, das Ziel ist erreicht, das nächste Ziel ist eine Laufzeit von 10 Sekunden.

Es wird vom eigenen Anspruchsniveau und auch von der Situation abhängen, ob man sich weitere Ziele setzt oder es bei seinem Erfolg belässt. Es gibt Ziele, die man sich nur einmal vorgibt. Sind sie erreicht ist die Angelegenheit damit auch fertig. Vielleicht verschenkt man aber damit wertvolle Ressourcen, wenn man ein erreichtes Ziel unreflektiert als abgeschlossen betrachtet. Da könnte noch viel mehr drin stecken, was damit übersehen wird.

Ebenso verhält es sich bei dem, was nicht erreicht wurde. Ist damit eine Gelegenheit verpasst, die nie wiederkommt, ist es damit abgeschlossen? Oder wurde das Ziel vom Umfang und vom Termin zwar nicht erreicht, könnte aber durch eine »Nachfrist« oder durch Nachbesserungen zumindest z. T. doch noch erfüllt werden? Es muss keineswegs sein, dass einmal versäumte Gelegenheiten für immer vom Tisch sind. Hat jemand z. B. das Abitur im ersten Bildungsweg nicht geschafft, und verspürt erst zwei Jahre später den Wunsch, es doch erlangen zu wollen, dann gibt es immer noch die Möglichkeit einer Abendschule. Diese ist vielleicht mit mehr Anstrengung und Einsatz verbunden, dafür gelingt es jetzt mit deutlich mehr Motivation. Es ist dabei hilfreich sich im Klaren darüber zu sein, woran es beim ersten Mal gescheitert ist und das auch für sich explizit auszusprechen.

Erreichtes und Nichterreichtes braucht einen Abschluss. Bei einem positiven Ende fällt es meist nicht schwer das Ergebnis gebührend zu feiern. Der Abschluss ist ritualisiert und mit etwas Besonderem verbunden – es gibt das Gläschen zum Anstoßen, Torte, Urkunden, Dankesworte usw. Nicht ganz so einfach scheint das mit Nichterreichtem zu sein. Gerade hier ist es aber besonders wichtig, einen Schlusspunkt setzen zu können, um nicht eine Bürde weiter mitzuschleppen sondern »wegräumen« zu können. Auch um etwas loszuwerden erweist sich ein Ritual als sehr hilfreich. Man könnte z. B. auf einen Zettel schreiben, was nicht gelungen ist, und diesen in der nächsten Mondnacht feierlich in einer Feuerschale verbrennen.

Die Metapher vom Sündenbock: war die Dorfgemeinschaft der Ansicht jemand hätte etwas angestellt, das für das ganz Dorf von Nachteil war, so wurde demjenigen das zwar kundgetan, ihm selbst geschah aber nichts weiter. Stattdessen wurde ein Bock, der »Sünden-Bock«, genommen, alle möglichen Zeichen des Unglücks an die Hörner gehängt, und er wurde mit Schimpf und Schande aus dem Dorf gejagt. Damit war dieses Unglück aus dem Dorf vertrieben.

Gerade in Gesundheitsberufen ist es sehr wichtig Nichterreichtes betrauern zu können. Hier etwas nicht erreicht zu haben, bedeutet oft auch einen schmerzlichen Verlust hinnehmen zu müssen, weil etwas zu Ende gegangen ist. Dem Verabschieden muss unbedingt Raum gegeben werden. Auch wenn in manchen Berufsbereichen der Tod mehr oder weniger »dazu gehört«, kann etwas mit speziellen Zielen verbunden gewesen sein, die nicht erreicht werden konnten – z. B. in der Arbeit mit Schwerstbehinderten. Rituale in Gesundheitsberufen kommen oft zu kurz. Man nimmt sich zu wenig Zeit um etwas zu feiern, und für Trauer gibt es oft gar keinen Platz. Es ist jeder viel zu sehr mit sich alleine gelassen und muss daher auch mit dem Misserfolg, dem Nichterreichten alleine fertig werden. Gerade in diesen Bereichen ist es wichtig es explizit machen zu können, und in einem Ritual einen Abschluss finden zu können.

❯ Wenn ich etwas erfolgreich zu Ende gebracht habe ist das ein Grund zum Feiern – ist es mir nicht gelungen ist es wichtig mich auch vom Misserfolg verabschieden zu können!

Mit Coaching geht es (leichter)!

Michael Herdlitzka

M. Herdlitzka, *Ziele erreichen –*
(Selbst-)Coaching in Gesundheitsberufen,
DOI 10.1007/978-3-642-24947-1_4
© Springer-Verlag Berlin Heidelberg 2014

4.1　Unterstützung von außen

Die ◘ Abb. 4.1 zeigt den Ablauf und den Eingriff durch einen Supervisor bzw. Coach.

Supervision und Coaching entsprechen idealtypisch der »professionell helfenden Kommunikation«. Eine angenehme Atmosphäre, ein hilfreiches Gespräch zur Klärung und Aufarbeitung eigener Anliegen darf erwartet werden. Wechselseitiges Vertrauen ist wichtig, ebenso die konstruktive Auseinandersetzung mit den eigenen Stärken und Entwicklungschancen. Kritik, v. a. Hinweise auf »Fehler« sollten ausgeschlossen bleiben, es sei denn, dies wird von Teilnehmerseite zum Thema gemacht.

4.2　Coaching und der Unterschied zur Supervision

Diese beiden Interventionsmethoden sind wie Geschwister, deshalb behandeln wir sie hier auch gemeinsam. Der Ablauf, die Techniken der Gesprächsführung, die »üblichen« Settings (Raumeinteilung, Sitzordnung usw.) für Einzel- und Gruppenanwendungen sind praktisch gleich. Die systematische Einführung in Organisationen erfolgte zunächst in USA (daher auch die »englischen« Bezeichnungen) und nach und nach auch in Europa. Der Hauptunterschied liegt im Fokus, in der Betrachtung des wesentlichsten Ziels:

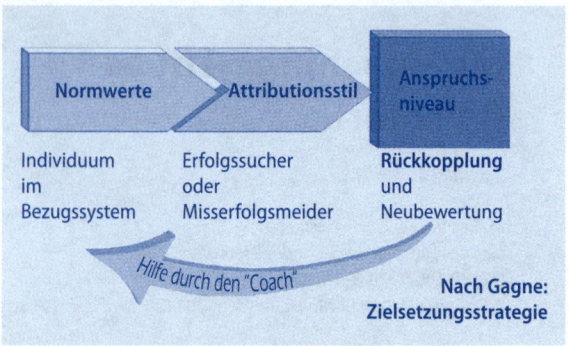

◨ **Abb. 4.1** Unterstützung durch den Coach im Zielsetzungsprozess

- In der **Supervision** ist dies v. a. der Umgang mit dem Bestehen-
  den, die Stärkung im Bestreben, mit den Anforderungen des
  Alltags »fertig zu werden«.
- Im **Coaching** liegt mehr die persönliche Entwicklung im
  Vordergrund, die Stärkung für den Umgang mit zukünftigen
  Aufgaben und Anforderungen, mit schwierigen Entschei-
  dungen.

Um die volle Wirksamkeit entfalten zu können, sollten Supervision
und Coaching aus der Blickrichtung der Prozessberatung (des
»Counseling«) eingesetzt werden. Allerdings werden aus Teilneh-
mersicht oft die gegenteiligen Erwartungen damit verknüpft. Im
Englischen ist der »Supervisor« ein Vorgesetzter mit Anleitungs- und
Kontrollfunktion. In vielen Fällen lernt man im Rahmen der Ausbildung zu medizinischen, Sozial- und Pflegeberufen Supervision in
genau diesem Zusammenhang kennen. Man macht praktische Lern-
erfahrungen unter fachlicher Anleitung und Kontrolle. Da man häufig korrigiert und später auch geprüft wird, entwickelt man nur allzu
leicht eher Miss- als Vertrauen. Dies führt dazu, dass in der Praxis die
Supervisionsangebote, wie sie in den meisten sozialen Einrichtungen
und Organisationen üblich sind, nur mit Vorbehalten angenommen
werden.

4.3   **Was macht ein Coach?**

Im Englischen ist der »Coach« ein »Trainer«, welcher mit fach-
lichem Rat (!) in Zeiten der Bewährung (etwa bei sportlichen Wett-
kämpfen) zur Seite steht. Gerade im Coaching war während der
letzten Jahre eine wahre Inflation an Bezeichnungen und den dazu-
gehörigen Spezialisten zu bemerken. Angefangen bei allerlei sportlichen Modeerscheinungen (»Nordic-Walking-Coach«) über sehr
persönliche Themen (»Beziehungs-Coach«) und die berufliche
Seite (»Job-Coach«) bis hin zu esoterischen Bereichen (»Astrologie-
Coach«) wird alles und jedes gecoacht. Viele dieser Beratungen ver-
laufen nach Art der »Ratgeber-Literatur« und sind ebenfalls nicht in
unserem Sinne als »professionell helfend« einzustufen. Der simple
Grund ist zumeist, dass der sich als »Ratgeber« verstehende Coach
aus der Haltung der Überlegenheit, des Expertenwissens agiert und
dieses Beziehungsgefälle zum Gecoachten als wirksamen Teil der
Kooperation betrachtet. Daher erscheint es nur logisch, dass sich
eine Erwartungshaltung in Richtung fachlicher Ratschläge aufbaut.
Diese wird oft mit einer unterschwelligen »wird's wohl nötig haben«
Haltung verknüpft. Dadurch wird Coaching in der Praxis oftmals
völlig irrig als »fachliche Reparaturanstalt« verstanden. Die Annah-
me entsprechender Angebote stößt folglich auf erhebliche Wider-
stände.

■ **In manchen Situationen ist fachlicher Rat gefragt**

Wir dürfen aber an dieser Stelle nicht die Notwendigkeit und auch
absolute Seriosität der Fachberatung im klassischen Sinne ver-
schweigen. Selbst in unserem Sinne bestausgebildete und auch im
Sinn des Hl. Benedikt absolut »dienen wollende« Psychologen können z. B. in der Krisenintervention nicht anders, als sehr direktiv
und bestimmt nicht nur Ratschläge, ja beinahe »Befehle« zu erteilen.
Anwälte, Steuerberater, betriebswirtschaftlich orientierte Unterneh-
mensberater, Fachtrainer, auch Ärzte und Angehörige anderer
psychosozialer Berufe oder Lehrer werden gerade wegen ihrer Fach-
kenntnis konsultiert. Sie sind aufgerufen, ihr Expertenwissen ein-
zubringen, werden aber durch ihre Haltung und ganz in unserem
Sinne professionelle Kommunikationsfähigkeit – so sie darüber
verfügen – ein entstehendes Beziehungsgefälle eher zu verkleinern
(!) trachten und längerfristig die Nicht-mehr-Notwendigkeit ihres

Expertentums (!) verfolgen. All diese geben auf Grund ihrer Rolle Ratschläge, konkrete Handlungsempfehlungen und werden manchmal auch durchaus sehr direktiv agieren, um Schlimmes zu verhindern. Sie sind daher eben Fachberater (»Advisors«), keine Supervisoren oder Coaches in engeren Sinne, aber doch eng Verbündete auf »unserem« Feld der professionell helfenden Kommunikation. Oft sind die Fachberater selbst daran interessiert, ihre Beratungszielgruppe klar einzugrenzen und zu benennen. Ihre Methoden werden sich oft und in vielerlei Hinsicht nicht von denen eines Coach oder Supervisor unterscheiden.

■ Psychosoziale Beratung

Psychosoziale Beratung, englisch »Counseling«, ist gewissermaßen ein Oberbegriff, welcher je nach Klientenanforderungen Coaching, Supervision, allfällige Mischformen oder auch andere Methoden anbietet. Richtigerweise sollten wir daher, wenn wir die Kennzeichen und den Ablauf beschreiben, immer von psychosozialer Beratung sprechen. Um aber nicht durch die ständig wechselnde Begriffsverwendung noch mehr Verwirrung zu stiften, bleiben wir bei den Bezeichnungen Supervision und Coaching.

Interaktiv und personenzentriert Supervision und Coaching ist jeweils ein interaktiver, personenzentrierter Vorgang der Prozessberatung. »Interaktiv« bedeutet hierbei in besonderem Maße, dass möglichst kein Autoritätsgefälle in der Beratungsbeziehung aufkommen soll. Supervisor oder Coach liefert keine Lösungsvorschläge (zumindest nicht in »endgültiger« Form), sondern fördert den Prozess der Lösungsfindung. »Personenzentriert« bedeutet, dass die beteiligten Personen, deren Befindlichkeiten und Beziehungen zueinander mehr Zuwendung erfahren als fachliche Inhalte. »Prozessberatung« bedeutet, dass der Vorgang an sich schon bedeutungsvoll ist und sich nicht (nur) an einem konkret zu erwartenden Ergebnis messen lässt.

Freiwilligkeit und Vertrauen Die Beratungsbeziehung beruht auf Freiwilligkeit und Vertrauen. Voraussetzung dafür ist gegenseitige Akzeptanz – welche ihrerseits ein weitgehendes gegenseitiges Verständnis auf der Bedeutungs- und Sinnebene voraussetzt. Wir haben uns bisher darauf verständigt, dass dieses Verständnis nicht nur, aber wohl am besten durch »professionell helfende Kommunikation« hergestellt werden kann. Schon alleine diese beiden Grundsätze – Freiwilligkeit und Vertrauen – machen es eigentlich unmöglich, dass jemand »geschickt« werden kann, um »zurechtsupervidiert oder -gecoacht« zu werden.

Transparente Intervention Supervision und Coaching setzen auf transparente Interventionen. Das bedeutet, wer diese Art der Beratung annimmt, hat stets Einblick in das, was geschieht und gibt »Hilfe zur Selbsthilfe«, indem Selbstreflexion, -bewusstsein und -verantwortung gefördert werden. Manipulation wird keinesfalls angestrebt, keine »geheimen Techniken zur Gehirnwäsche« werden angewendet. Das Setting professioneller Hilfe ist keine »Reparaturanstalt« für nicht »optimal funktionierende« Mitarbeiter.

4.4 Weiterbildung zum Coach oder Supervisor

Supervision und Coaching beruhen theoriegeleitet auf Konzepten, welche in sich logisch geschlossen sind und auch »anerkannt« sind. Die Erklärung von Wirkzusammenhängen als Basis für die Auswahl der Methoden und Interventionen kann also auch von anderen Beratern oder Therapeuten nachvollzogen werden. Wünschenswert ist daher eine spezielle Ausbildung im Sinne einer »psychologischen« Basisqualifikation, aber auch eine solche, die eine Anschlussfähigkeit an das Beratungsumfeld (z. B. Soziales, Pflege, Medizin) ermöglicht. Anders ausgedrückt sollen Coaches und Supervisoren über eine hohe »Schnittfeldqualifikation« verfügen.

Seriöse professionelle Hilfe wird deshalb auch vorzugsweise erkennbar einer bestimmten Zielgruppe angeboten. In sozialen Einrichtungen herrschen eben völlig andere Verhältnisse und Arbeitsbedingungen wie etwa in der Industrie oder im Handel. Das Angebot ist wegen der zu fördernden Selbstverantwortung der Gecoachten bzw. Supervidierten auch prinzipiell immer zeitlich begrenzt. Dies wird in der Supervision allerdings nicht immer so gesehen, dort kann es auch zu sehr lang dauernden Kommunikationsbeziehungen kommen. Die Gefahr der Abhängigkeit, des sich gerade durch das Hilfeangebot »Sich-selber-schlecht-helfen-Könnens« ist nicht zu unterschätzen.

> ❯ Professionell angebotene Supervisions- und Coachingleistungen helfen mir mit meinen beruflichen Herausforderungen besser fertig zu werden und schwierige Entscheidungen wohlüberlegt treffen zu können und fördern mich in meiner persönlichen Weiterentwicklung!

▪ Haltung des Unterstützers

Als Zeichen der davon abgeleiteten Einstellung zeigen Supervisoren und Coaches folgende Grundwerte ihrer Haltung:

- Zuhören und wahrnehmen wollen.
- Die Fähigkeit, den eigenen Bezugsrahmen loszulassen und auf Sichtweisen, Ziele, v. a. aber Ressourcen (also das, was diese bereits an Fähigkeiten mitbringen) und Lösungen der Klienten zu fokussieren.
- Die Betrachtung der Klienten als Experten ihrer eigenen Lösungen und
- die Förderung deren Unabhängigkeit und Eigeninitiative.

»Probleme lösen« bedeutet in Supervision und Coaching mehr als in jedem anderen Kontext »sich vom Problem lösen« zu können.

> ❯ Die Hauptaufgabe der beratenden Person ist die Begleitung der Klienten von der Problemebene auf die Lösungsebene.

Dabei haben sowohl die Arbeit in der Gruppe, wie auch die Einzelgespräche Vorteile. Die Gruppe bietet u. a. die Möglichkeit, sich nicht sofort einbringen zu müssen, man kann die Aktivität Anderen überlassen. Wenn man die »Aufwärmphase« gut bewältig hat, entsteht meistens von selbst das Bedürfnis, etwas beizutragen. In der Gruppe kann man auch oft das Erlebnis haben, dass »es Anderen genau so geht«. Alleine dadurch fühlt man sich manchmal besser verstanden und erleichtert. Im Einzelgespräch hingegen wird es einem leichter fallen, Dinge anzusprechen, welche einem besonders heikel oder »intim« vorkommen. Das Empfinden der Vertraulichkeit ist größer. Dass man möglicherweise »ungeliebte« Kollegen in der Gruppe hat, mag ebenfalls eine Rolle spielen. Dies fällt im Einzelgespräch weg. Insbesondere sind Supervisor oder Coach ganz für die eigenen Bedürfnisse und drängende Themen da. Wenn wirklich »etwas drückt«, kann die Zeit in der Gruppe rasch als viel zu kurz empfunden werden.

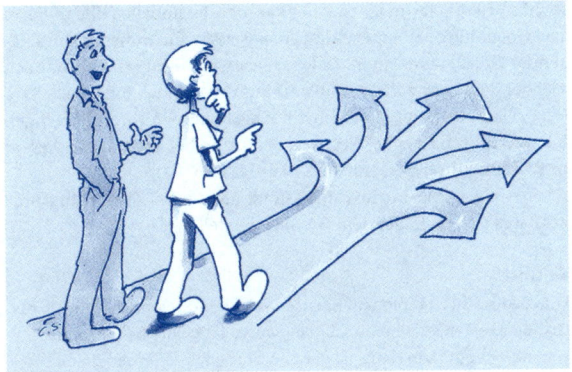

◻ **Abb. 4.2** Eigenen Weg suchen

> Ich bin mein eigener Experte und erhalte im Coaching Unterstützung und Förderung beim Erarbeiten meiner Lösung!

4.5 Was haben Coaching und Ziele erreichen miteinander zu tun?

Manchmal läuft es nicht so, wie wir es gerne hätten. Unser Arbeitstag besteht hauptsächlich aus zeitfressenden Alltagstätigkeiten, für die oft viel interessanteren Aufgaben bleibt häufig nicht ausreichend Zeit. Veränderungen können weder angedacht werden noch stattfinden, da immer wieder Unvorhergesehenes den Berufsalltag bestimmt. Wieder eine Krankmeldung, eine Aufstellung für die Geschäftsleitung ist am besten gestern noch fertig zu machen, ein Blitz-Meeting will geplant werden – die einen oder anderen Umstände kommen Ihnen wahrscheinlich bekannt vor. Es ist wirklich höchste Zeit für eine Änderung dieses Zustands, der hauptsächlich Unzufriedenheit auslöst! Aber wie soll das gehen?

Beim Nachdenken über die Situation stellt sich auch die Frage nach dem was – was genau soll sich ändern? Genau hier ist der Punkt zum Innehalten – etwas muss sich ändern, und zwar möglichst rasch, wir können es aber noch nicht genau bezeichnen, noch nicht so richtig festmachen. Hier kann professionelle Hilfe in Form von Coaching oder Supervision gut ansetzen. Ein professionell agierender Coach wird Ihnen weder sagen, was Sie zu tun haben, noch zieht er die Lösung Ihrer Probleme aus dem Ärmel. Ein Coach bzw. Supervisor ermutigt Sie vielmehr ausgehend von Ihrer derzeitigen Situation Ihren eigenen Weg zu suchen, und begleitet sie auf diesem in Richtung Ihrer persönlichen Ziele (◘ Abb. 4.2).

Der Coaching-Prozess unterstützt also Ihren Zielsetzungsprozess, was sich an folgendem Beispiel darstellen lässt:

Beispiel

Frau Beate Süd ist Diplomkrankenschwester und seit zwei Jahren in der Orthopädie eines kleineren Krankenhauses tätig. Ihre beiden Kinder sind bereits aus dem Haus, sie geht im Großen und Ganzen gerne zur Arbeit. Sie teilt sich die Tätigkeiten auf der Station mit fünf Frauen und einem Mann, der vor zwei Monaten neu ins Team gekommen ist. Irgendwie hat sich das Klima untereinander dadurch verändert, es gibt einen anderen Ton zwischen den Zeilen. Der neue Kollege ist sehr nett und bemüht, zu nett vielleicht. Er hat sich ganz gut eingelebt und kümmert sich nach Ansicht von Frau Süd etwas zu viel um eine der jüngeren Kolleginnen. Als sie diese darauf eher indirekt anspricht erntet sie eine schroffe Zurückweisung. Nun ist das Maß voll, Frau Süd zieht sich im Team zurück und macht Dienst nach Vorschrift. Sie fühlt sich gar nicht wohl in ihrer Haut, würde gerne etwas verändern, weiß aber weder was es konkret sein soll, noch wie sie es angehen könnte.

Frau Süd hat bereits Erfahrung mit Coaching und Supervision, sowohl aus ihrem beruflichen Bereich als auch in einer familiären Angelegenheit. Sie bittet von sich aus um professionelle Hilfe, um eine Änderung der derzeitigen Situation herbeizuführen. Hier kommt im Idealfall personenzentriertes Coaching zum Einsatz, der Coach richtet seine Aufmerksamkeit auf die Bedürfnisse und Befindlichkeiten der betroffenen Person, kann sich also ganz dem Anliegen von Frau Süd widmen.

Einfach ausgedrückt wird es in diesem Coaching-Prozess nun darum gehen, nach einer genauen Erhebung der derzeitigen Situation einen möglichst konkreten, realistischen und sinnvollen Veränderungszustand, einen Zielzustand, festlegen zu können.

Beispiel
Ziel von Frau Süd ist: das Arbeitsklima auf ihrer Station soll sich wieder verbessern, sie möchte ihren Beitrag dazu leisten.

Wenn das Ziel definiert ist, geht es nun darum einen Weg zur Veränderung bzw. zur Zielerreichung zu finden. Im Einzelgespräch hilft der Coach mit unterschiedlichen Methoden z. B. die Perspektiven zu verändern, Frau Süd wird dabei durch den Coach in ihrer eigenen Lösungsfindung unterstützt und gefördert. Sie selbst ist die Spezialistin für ihre eigenen Lösungen, wie sie ja in ihrem bisherigen Leben immer wieder gezeigt hat – in der momentanen Situation braucht sie Unterstützung, weil der Blick vielleicht zu sehr am Problem haftet und die Sicht auf mögliche Lösungen dadurch eingeengt oder gar unmöglich wird. Sie wird im Coaching gemeinsam mit dem Coach erarbeiten, worum es ihr in dieser Angelegenheit wirklich geht und ihre persönliche Lösungskompetenz damit um ein Stück erweitern. Zu welchem Ergebnis auch immer es kommen wird, alleine durch den Weg, den Frau Süd beschreitet, ergeben sich Veränderungen – was ja dem ursprünglichen Wunsch »es muss sich etwas verändern« entspricht. Mit Hilfe der professionellen Begleitung kann also der Weg zum Ziel »Verbesserung des Arbeitsklimas« gegangen werden.

> ❯ **Coaching unterstützt Ihren persönlichen Zielbildungsprozess und begleitet Sie auf Ihrem Weg zum Ziel!**

4.6 Habe ich ein Anliegen für Coaching?

Schon allein die Frage »Brauche ich externe Unterstützung?« setzt ein gewisses Maß an kritischer Selbstreflexion voraus. Etliche Berufsgruppen aus dem Feld der Gesundheitsberufe kommen mit den Bereichen Coaching und Supervision bereits in ihrer Ausbildung in Kontakt, oder haben damit im beruflichen Alltag mehr oder weniger regelmäßig Erfahrungen. Ein großer Vorteil ist dabei, dass die Hemmschwelle sich persönliche Unterstützung zu suchen natürlich geringer ist, wenn es diese Erfahrungen bereits gibt. Welche Anliegen führen mich nun in eine Coachingstunde, wann ist es sinnvoll einen Coach oder Supervisor in Anspruch zu nehmen?

Nun, die Entscheidung liegt ganz bei Ihnen. Es ist kein Anliegen zu klein und keine Problemstellung zu groß oder zu kompliziert –

wenn Sie das Gefühl haben nicht richtig weiter zu kommen oder gar auf der Stelle zu treten, den Blick für das Wesentliche nicht mehr zu finden, ihre Ziele nicht mehr sehen zu können, oder einfach mal jemanden zum Zuhören brauchen – immer dann kann Coaching und Supervision für Sie hilfreich und entlastend sein. Sagen Sie ja zur Erweiterung Ihrer eigenen Lösungskompetenz, denn genau darum geht es in einem Coachingprozess. Sie selbst sind aufgefordert das Ruder in die Hand zu nehmen.

Gut ausgebildete und entsprechend erfahrene Coaches und Supervisoren sind empathisch, hören Ihnen verständnisvoll zu und erarbeiten gemeinsam mit Ihnen zuerst Ihre Anliegen. Die angewendeten Methoden sind erprobt und leicht nachvollziehbar – unterschiedliche Fragestellungen ermöglichen unterschiedliche Blickwinkel, ein Perspektivenwechsel hilft die Lage auch einmal aus der Sicht der anderen Seite(n) zu erleben, das Hineinversetzen in ein mögliches Zukunftsszenario kann Entscheidungen greifbar machen, um nur einige Beispiele zu nennen.

Coaching oder Supervision brauchen keine »Mindestanforderungen«, und es gibt auch keine »Höchstgrenzen« – Einsatzbereiche finden sich beim einzelnen Mitarbeiter eines Teams ebenso wie in ganzen Teams und natürlich auch bei Führungskräften. Eine Voraussetzung ist eine normale Selbstmanagementfähigkeit der beteiligten Personen, also eine entsprechende psychische Gesundheit in Abgrenzung zur diagnostizierten psychischen Erkrankung. Jeder von Ihnen hat in seinem Leben bereits Schwierigkeiten gemeistert bzw. war aufgefordert mit kritischen Situationen in allen Lebensbereichen umzugehen – hat also diese Selbstmanagementfähigkeiten durchaus bereits entwickelt. Es ist kein Zeichen von Schwäche sich an professionelle Hilfe zu wenden, ganz im Gegenteil, Sie setzen damit Schritte in eine Erweiterung Ihrer Ihnen bisher bekannten Möglichkeiten. Die Verantwortung für das eigene Handeln bleibt immer beim Gecoachten, der Coach richtet sein Tun nach den speziellen Erfordernissen aus. Im Zentrum von Coaching- bzw. Supervisionsprozessen befinden sich Anliegen, die im Zusammenhang mit beruflichen Rollen stehen, es geht also um Beziehungen und Interaktionen im beruflichen Kontext.

Coaching und Supervision können auch »aus den eigenen Reihen« erfolgen. Abgesehen vom »Beraterpool«, der sich aus externen Beratern zusammensetzt, übernimmt mitunter ein Kollege die Rolle des unterstützenden Begleiters. Dagegen spricht überhaupt nichts, solange das Vertrauensverhältnis dies zulässt, und dadurch keine weiteren Verstrickungen hervorgerufen werden, welche die Komplexität des Falls weiter erhöhen. Vorteile von externen Beratern liegen dagegen zum einen in ihrer fundierten Ausbildung und Erfahrung, und zum anderen darin, dass sie nicht Teil des betroffenen Systems sind. Schon die Einbringung ihrer nicht beteiligten Außensicht kann auf dem Weg zur Lösung sehr hilfreich sein.

> **❯ Jede Problemstellung im beruflichen Kontext kann in einen Coachingprozess gebracht werden!**

4.7 Unterschiedliche Settings – Gruppencoaching und Einzelberatung

- **Gruppencoaching und Gruppensupervision**

Hier werden mehrere Personen gleichzeitig beraten, die mit ähnlichen beruflichen Fragestellungen in die Gruppe kommen. Ein großer Vorteil dieser Möglichkeit liegt in den vielen unterschiedlichen Erfahrungen und auch Sichtweisen der einzelnen. Die Teilnehmer profitieren auch von Themen, die nicht zwingend ihre eigenen sind, es findet gegenseitige Lernerfahrung statt. Es bilden sich evtl. Netzwerke, auf deren Ressourcen zurückgegriffen werden kann.

In diesem Setting ist es dagegen nicht so einfach, eine gewisse Privatsphäre zu bewahren, daher kommen vertrauliche Sachen oft nicht in die Diskussion. Es ist daher nicht geeignet für Angelegenheiten, die einer besonderen Diskretion bedürfen, bzw. für persönliche Angelegenheiten. Ob es zu Lernprozessen in der Gruppe kommen kann hängt von deren Zusammensetzung ab. Gruppen entwickeln ihre eigene Dynamik, die sich natürlich auch hinderlich auswirken kann. Eine persönliche Beratung und persönliche Weiterentwicklung steht in der Gruppe nicht an erster Stelle. Allgemeine Zielentwicklung bzw. Zielarbeit können selbstverständlich Inhalt der Gruppensitzungen sein.

- **Teamcoaching und Teamsupervision**

Dieses Setting findet Anwendung in Arbeitsgruppen bzw. Teams, die bestimmte Ziele gemeinsam verfolgen, auch wenn das nur für eine bestimmte Zeit ist. Gruppensupervision in Gesundheitsberufen sind manchmal erlebte »Pflichtsitzungen«, aber dennoch ein wichtiger Beitrag zur persönlichen Psychohygiene. Schon das Besprechen gemeinsam erlebter beruflicher Situationen kann erleichternd für den Einzelnen sein. Die Verarbeitung von belastenden Geschehnissen, die in manchen Berufen beinahe zum Alltag gehören, sollte niemals dem einzelnen Mitarbeiter aufgebürdet werden. Manchmal kommt die auferlegte Bürde erst in der Supervisionssitzung überhaupt zum Vorschein, vielleicht von einem Teilnehmer eher beiläufig angesprochen, nicht ahnend wie brisant das Erlebte für einen anderen Teilnehmer war.

Teams oder Arbeitsgruppen werden zur Erreichung von Zielen zusammengesetzt, Coaching und Supervision begleitet deren Zielerreichungsprozess professionell. Es gilt Stärken zu fördern und Schwächen auszugleichen, das gemeinsame Ziel im Auge zu behalten, und evtl. Kursabweichungen rechtzeitig zu erkennen und zu korrigieren.

Weitere wesentliche Faktoren sind die Unterstützung der Zusammenarbeit, und damit verbunden das Sichtbarmachen von Konflikten. Konflikte sind oft unerwünscht, da sie den Ablauf behindern – sie stellen aber eine enorme Ressource dar, weil sie Unterschiede aufzeigen. Genau diese Unterschiede können ein Team zu einer einzigartigen Einheit machen, hinter den zeitraubenden Streitereien verbergen sich oft wunderbare Ressourcen – ein optimaler Einsatzbereich für professionelle Begleitung!

Im Teamcoaching kann auch nur begrenzt auf die persönlichen Probleme der einzelnen Teilnehmer eingegangen werden, wenn diese den Rahmen der beruflichen Zusammenarbeit überschreiten.

▪ Einzelcoaching

In diesem klassischen Setting geht ein Coach bzw. Supervisor auf die Anliegen und Bedürfnisse einer Einzelperson ein. Damit ist natürlich eine wesentlich höhere Diskretion und Vertraulichkeit gegeben, als dies in der Gruppe der Fall sein kann. Oft geht der Weg zum Ziel in diesem Setting deutlich schneller, da man ja ohne Rücksicht auf andere Teilnehmer agieren kann. Diese Version ist zwar kostenintensiver als die anderen Arten, bringt aber u. U. wesentlich mehr Nutzen, weil Themen sofort angesprochen werden können, die in der Gruppe lange nicht bzw. gar nicht kommen. In manchen kritischen Situationen kann ein Einzelsetting unumgänglich sein, um die Arbeitsfähigkeit nicht nur des Betroffenen, sondern des ganzen Teams aufrecht zu erhalten.

Im Einzelcoaching fehlen dafür die in der Gesprächsrunde direkt dargebotene Sichtweisen und Meinungen der restlichen Teammitglieder, ebenso wie deren Feedback. Der Coach bzw. Supervisor kann hier allerdings Methoden anwenden, welche andere Perspektiven in das Einzelgespräch mit einbeziehen, wenn die Aufgabe dies erfordert.

> ❯ **Das gewählte Setting im Coaching sollte den Zielsetzungen, Fragestellungen und Umständen angepasst sein!**

4.8   Wie nutze ich Coaching am besten?

Daraus ergeben sich auch schon die wichtigsten Stationen der grundsätzlichen Vorgehensweise in Supervision und Coaching, wobei die Reihenfolge, in welcher diese Stationen angesteuert werden, und die dazu verwendeten Methoden von Weiterbildung zu Weiterbildung, mitunter sogar von Berater zu Berater verschieden sein können, was aber je nach Situation ja auch sehr sinnvoll und hilfreich sein kann.

Das Ziel gibt vor, was am Ende der einzelnen Beratungssitzung, aber auch am Ende des Prozesses erreicht werden soll.

Die Lösung(en) sind eine Vorwegnahme der »idealen« oder zumindest bevorzugten Zukunft – wie wird es sein, wenn (zunächst hypothetisch) alles zufrieden stellend gelöst werden konnte?

Die Vorboten geben Hilfestellung auf der Suche nach Unterschieden (!) – was funktioniert bereits so wie gewünscht, wann, unter welchen Umständen?

Die Ressourcen bezeichnen alles (v. a. die Fähigkeiten des Klienten), was der Zielerreichung dienlich sein kann, jede denkbare Unterstützung von »innen« und »außen«.

Die Skalen unterstützen die »Portionierung« der Vorhaben, machen auch kleine Unterschiede erlebbar (!) und helfen damit bei der konkreten Umsetzung der nächsten »kleinen Schritte«, welche aber konkret vorstellbar sind und gegangen werden können.

Der Perspektivenwechsel lässt auf unterschiedliche Standpunkte fokussieren, was weitere Unterschiedsbildungen (!) ermöglicht und manchmal den Blick auf weitere Ressourcen oder andere Lösungsoptionen lenkt; auch eine Entlastung kann erlebt werden durch die Erfahrung, »dass es Anderen auch so geht«.

Ziele erreichen – was kann ich tun?

Michael Herdlitzka

M. Herdlitzka, *Ziele erreichen –*
(Selbst-)Coaching in Gesundheitsberufen,
DOI 10.1007/978-3-642-24947-1_5
© Springer-Verlag Berlin Heidelberg 2014

5.1   Was kann ich tun, um meine Ziele zu erreichen?

Hier bietet das bereits beschriebene Attributionsmodell (▶ Abschn. 3.3) gute Erklärungsansätze. Zu den bisher besprochenen Möglichkeiten intern und stabil sowie extern und variabel gesellen sich noch zwei weitere Felder hinzu - nämlich intern und variabel sowie extern und stabil (◘ Abb. 5.1).

War die Anstrengung etwas zu erreichen noch nicht groß genug, hat sich bisher auch noch kein Erfolg einstellen können. Mit entsprechend mehr Anstrengung schafft man es normalerweise ohne weiteres - so lautet die Selbsterkenntnis. Verrechnet man Misserfolg in diesem Feld so kann das zwar stimmen, dieser Teil ist allerdings das »Feld der Ausreden« - hier lässt es sich am leichtesten in die eigene Tasche lügen. »Wenn ich mich nur etwas mehr anstrenge und mehr Zeit investiere, kriege ich es locker hin«, erspart auf jeden Fall die Erfahrung, vielleicht doch nicht über genügend Wissen oder Können zum Lösen der Aufgabe zu verfügen. Hier gibt es also ein gewisses »Selbstbeschummelungspotenzial«, von dem sich Coaches oder Supervisoren gerne ein wenig fernhalten, weil es schwierig ist dagegen anzukommen. Je mehr in dieses Feld hinein verrechnet wird, desto weniger wird dadurch die Klarheit gefördert.

Auf der anderen Seite steht das Feld extern und stabil, welches ganz bestimmte Situationen beinhaltet. Zeitdruck könnte eine Situation sein, mit der man ganz schlecht umgehen kann. Die Aufgabe

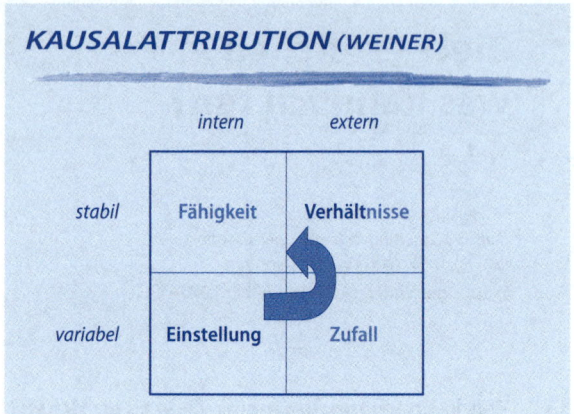

KAUSALATTRIBUTION (WEINER)

	intern	extern
stabil	Fähigkeit	Verhältnisse
variabel	Einstellung	Zufall

◼ **Abb. 5.1** Kausalattribution

kann schwierig und komplex sein, solange kein Zeitdruck herrscht, ist man sehr gut in der Lage sie zu bewältigen. Kommt der Faktor Zeitdruck aber hinzu, verschlechtern sich nicht nur die Ergebnisse, sondern häufen sich auch die Fehler, man wird in der gegeben Zeit auch nicht mehr fertig.

Es macht Sinn herauszufinden, zu welchem Attributionsstil man selber neigt, diese Erkenntnisse sind in der eigenen Zielsetzung sehr hilfreich. Wenn man weiß, unter Zeitdruck funktioniert es nicht so gut, so ist es besser im Sinn der Zielerreichung mehr Zeit vorzusehen. Bemisst man die Zeit zu knapp, ist dadurch der Zeitdruck vorprogrammiert – die Fehler nehmen zu, man erlebt sich als gestresst, das Misserfolgserlebnis kommt unausweichlich.

Menschen mit gesundem Attributionsstil machen bei Misserfolgen äußere Umstände dafür verantwortlich, auch wenn Rückmeldungen manchmal anders lauten. Mit ein wenig Selbstkritik und Selbstreflexion könnte man sich selber die Frage stellen, ob auch Situationen vorkommen, in denen es nicht so optimal läuft. Es geht dabei lediglich um eine Unterschiedsbildung, um selbst herauszufinden, wo die eigenen Stärken liegen und wobei man sich vielleicht etwas schwerer tut.

Beschäftigt man sich mit diesem Modell kann man sich sehr gut Hilfe zur Selbsthilfe leisten, also ohne externe Unterstützung agieren. Wichtig ist es, zu analysieren welche Situationen man als hilfreich und welche als hinderlich erlebt. Vorsicht vor Selbstbeschummelung! Ein gewisses Grundmaß an Ehrlichkeit ist notwendig, weil auch hier die Versuchung da ist, sich auf nicht fördernde Umstände auszureden. Durch beständiges Nachfragen bei sich selbst entdeckt man auch förderliche Situationen, was wiederum bei der Zielbildung sehr hilfreich ist.

> ❯ **Ein gesundes Maß an Selbstkritik und Selbstreflexion helfen mir herauszufinden, zu welchem Attributionsstil ich neige – eine wesentliche Unterstützung bei meinen Zielsetzungen!**

5.2   Wie Sie andere bei ihren Zielen begleiten

Im Wesentlichen geht es um Fragen, welche den Klienten gestellt werden. Daran erkennt man am schnellsten den Unterschied zwischen den »Prozessberatern« (Counselors) und den »Fachberater« (Advisors). Letztere geben die Antworten auf die Fragen der Klienten, während erstere mit gezielten Fragen die Klienten unterstützen, deren eigene Antworten (!) zu finden. Je nach Anwendungszweck und »Station« erweisen sich ganz andere Arten von Fragen als hilfreich.

Die Zahl der Fragetechniken ist deutlich höher als die Zahl der Coaching- bzw. Supervisionsschulen, daher werden wir hier nur einen kleinen Ausschnitt näher beleuchten. Die Bekanntheit solcher Fragetechniken schmälert in keiner Weise deren Wirksamkeit. Wohl aber fördern bekannte Elemente das Gefühl der Vertrautheit auf Seite der Teilnehmer. Auch ist es durchaus möglich, den eigenen Kommunikationserfolg zu steigern, wenn man derartige Fragen einfach selbst ausprobiert und anwendet.

▪ Stärken stärken

Die positiven Aspekte statt der negativen, die vorhandenen Ressourcen statt der Defizite sollen verstärkte Aufmerksamkeit erlangen. Die Fragetechnik wurde hier bereits durch das Wörtchen »statt« vorweg genommen. Wenn Klienten z. B. ausführlich schildern, was sie alles nicht möchten, bietet sich die Frage an, was sie stattdessen erwarten.

Die konkreten Handlungsaspekte bieten wichtigere Anhaltspunkte als allgemeine Zustandsaspekte. Die Aussage »dann fühle ich mich immer so schlecht« kann mit der Frage »was genau tun Sie dann?« spezifiziert, konkretisiert und in konkretes Handeln übersetzt werden.

Der Zielzustand und konkrete Vorboten davon sind zu erheben. Wie vorhin sollten sich die dazu dienenden Fragen auf konkretes Handeln des Klienten beziehen. »Woran würden Sie eine Veränderung bemerken und was werden Sie dann tun, bzw. was tun Sie dann gerade?« könnten solche Beispiele sein. Zur Erleichterung, in diese Denkmuster einzutreten können auch hypothetische Fragen beitragen: »Angenommen, Sie würden bereits …«.

Eine ganz wesentliche Informationsquelle sind die Ausnahmen. Der Fokus wird einmal mehr auf die Unterschiede gelegt, »wann war bzw. ist es anders?« wäre eine mögliche, passende Frage.

Die Ressourcen, also die verfügbaren Fähigkeiten und sonstigen Hilfsmittel auf dem Weg zur Lösung verdienen besonders viel Aufmerksamkeit. »Wie haben Sie das geschafft?« ist ein Beispiel für eine diesbezüglich hilfreiche Frage.

■ **Perspektivwechsel**

Die Unterstützung beim Perspektivenwechsel ist eine der wesentlichsten, am meisten Verständnis fördernden Interventionen. Die systemisch-zirkuläre Fragetechnik führt den Klienten zu ganz unterschiedlichen Standpunkten und trägt damit zur Verflüssigung der bisherigen Denkmuster bei. »Wie würde Ihr Kollege darauf reagieren, wenn Ihr Chef die Frau X so behandelt … ?« ist ein typisches Beispiel für diese Art von Fragen. Zu beachten ist allerdings, dass große, nicht mehr zu überblickende Komplexitäten erzeugt werden könnten. Das ist natürlich zu vermeiden.

■ **Skalierungen**

Die Arbeit mit Skalierungen beginnt zwar auch im Prinzip mit einer Frage, geht aber über eine reine Fragetechnik hinaus, weil mehrere Zielsetzungen gleichzeitig damit verfolgbar sind. Unterschiedsbildung, Konkretisierung, Bewusstmachen der nächsten Schritte, dies alles im Idealfall in visualisierter Form bietet in Summe mehr Möglichkeiten als eine »reine« Fragetechnik. Der vielleicht größte Vorteil dieser Technik liegt in der beinahe augenblicklichen Verflüssigung von – vorher – scheinbar »festen« Zuständen. Es gibt plötzlich kein unumstößliches, absolutes »Gut« oder »Schlecht« mehr, sondern die Skala signalisiert deutlich, dass es eine Abstufung gibt, mit zahlreichen möglichen Ausprägungen zwischen den Polaritäten. Es ist zu erwarten, dass schon alleine deshalb unterschiedliche Skalentypen (z. B. »offene«, ohne festgelegte Endwerte, oder bildhafte, nicht-numerische) bei unterschiedlichen Themenstellungen besser geeignet sein werden als eine einheitliche, numerische »Normskala«.

Es folgt ein Ausschnitt aus dem reichen Erfahrungsschatz von Peter Szabo, um die **»sieben Prinzipien erfolgreichen Skalierens«** zu verdeutlichen.

▬ Fragen Sie zunächst um Erlaubnis, falls Sie keinen ausdrücklichen Auftrag haben, Fragen zu stellen. Wenn eine Gruppe oder eine einzelne Person Ihre Unterstützung nicht beanspruchen will, respektieren Sie es. Fragen Sie stets: »Was wäre für Sie hilfreich?« Nicht immer muss eine Frage hilfreich sein.

▬ Markieren Sie einen klaren Unterschied zwischen dem Handlungsmodus und dem Wechsel in den Reflexionsmodus. Darin wird über das eigene Handeln und dessen Wirkungen auf die jeweilige Beziehung nachgedacht.

▬ Alle Angaben sind letztlich subjektiv. Es bewährt sich, diese sehr persönlichen Einschätzungen des Gegenübers als Gesprächsgrundlage anzunehmen. Statt auf Unterschiede zwischen Ihrer eigenen Sichtweise und der Wahrnehmung der anderen Person zu pochen, nutzen Sie die gegebenen Antworten Ihres Gesprächspartners. Diese bieten hinreichend Stoff für wirkungsvolle Skalenfragen. Herauszufinden, »wer Recht hat«, ist nur selten wirklich hilfreich.

▬ Formulieren Sie Ihre Skalierungsfragen so, dass zunächst viel Information über vorhandene Stärken, über funktionierende Aspekte entsteht. Erinnern Sie sich daran: über Lösungen zu reden, schafft Lösungen, und über Probleme und Defizite reden macht die Probleme größer. Fortschritte fallen leichter, wenn man herausfindet, worauf man bereits bauen kann, bevor man gleich auf die nächsten Veränderungen abzielt.

▬ Die absolute Höhe von einzelnen Skalenwerten ist weniger bedeutsam als die Unterschiede zwischen Werten. Die Unterschiede zwischen dem, was Sie am Anfang taten, und dem was

Sie jetzt bereits anders machen oder Unterschiede zwischen exzellenten Beispielen und nicht so exzellenten Beispielen oder auch Unterschiede zwischen dem, was Sie jetzt noch nicht tun, aber bei weiteren Fortschritten tun werden, liefern relevante Informationen über mögliche Lösungsansätze.

- Skalierungsfragen können ungewöhnlich und schwierig sein, denn sie regen zu neuem Denken an. Geben Sie daher Ihrem Gegenüber genug Zeit zum Nachdenken. Stille ist die »heilige Lernzeit Ihres Partners«. Zählen Sie still bis zwanzig, während Sie auf eine Antwort warten, und wenn Sie bei zwanzig sind, fangen Sie mit Zählen von vorne an.

- Wie verlockend es auch sein mag immer weiter auf Entdeckungsreisen zu gehen; zwölf Minuten mit Skalierungsfragen sind in der Regel genug. Denn die gewonnenen Erkenntnisse müssen irgendwann verwertet und in die Tat umgesetzt werden. Machen Sie lieber einen neuen Termin aus, an welchem Sie dann fragen können, wie sich die Skalenwerte inzwischen verbessert haben.

Da eben mehrere Möglichkeiten und viele Ansatzpunkte im Feld der persönlichen und beruflichen Beratung und des Coachings geboten werden, sind

- der »Fit«, also die Passung zwischen dem Berater und dem Klienten,
- der gemeinsame Verständnisraum über die Beziehung,
- die verwendeten Begriffe, die Zielsetzung, die Methoden und
- letztlich auch über Details der Methodik wie z. B. die Art der Skala selbst, von entscheidender Bedeutung.

▪ Systemische Strukturaufstellung

Eine weitere spezielle Methode ist die systemische Strukturaufstellung. Sie gehört zu durchaus gängigen Instrumenten des Coachings, haben aber doch ganz eigenständige Merkmale und Wirkzusammenhänge.

❯ **Psychosoziale Berater verwenden unterschiedliche, wissenschaftlich abgesicherte Fragetechniken und Methoden, die mir helfen meine eigenen Antworten zu finden!**

5.3   Die Praxis – das Problem ist nicht das Problem

Beispiel

Herr Peter Huber ist Krankenpfleger und seit sechs Jahren auf einer chirurgischen Station im Einsatz. Er ist als sehr hilfsbereit bekannt, immer nett, eher ein ruhiger Typ, aber auch immer für einen kleinen Scherz bereit. Seit ein paar Wochen fällt auf, dass Herr Huber wenig spricht, er versucht seinen Kollegen aus dem Weg zu gehen, sein Gesichtsausdruck ist gar nicht mehr fröhlich. Zuerst haben die Kollegen noch gefragt, was denn los sei, ob sie helfen könnten, jetzt weiß keiner mehr so recht, was er sagen soll. Supervision findet in diesem Team in mehr oder weniger regelmäßigen Abständen statt. In einer der folgenden Sitzungen wird die Veränderung des Herrn Huber von seinen Kollegen angesprochen. Manche Arbeitsabläufe funktionieren nicht mehr so wie gewohnt, ihm unterlaufen häufiger Fehler als bisher, welche Auswirkungen auf alle haben. Herr Huber reagiert überraschend gereizt und schiebt die Verantwortung auf seine Kollegen ab. Er erledige seine Aufgaben wie gewohnt, und es sei nicht sein Problem, dass der Kollege solange im Krankenstand war und Routinetätigkeiten daher vernachlässigt werden mussten, da die Akutfälle die Zeit gebraucht haben. Auch könne er nichts dafür, wenn die Leitung die zugesagte Personalaufstockung nicht endlich in die Tat umsetze. Die Sitzung dauert länger als gewöhnlich und kommt zu keinem greifbaren Ergebnis. Die Supervisorin bietet Herrn Huber auf Wunsch der Gruppe ein Einzelsetting an, dem er zustimmt.

In diesem folgenden Gespräch geht es noch eine ganze Weile um die beruflichen Schwierigkeiten, mit denen Herr Huber derzeit kämpft. Eine sehr einfühlsam gestellte Frage bringt dann die Lawine ins Rollen. Das Problem ist nicht das Problem…. Herr Huber verschanzt sich hinter den beruflichen Themen, um das eigentliche, zutiefst private Thema, zu schützen. Er steht unter enormem Druck und vertraut sich der Supervisorin an, die in jedem Fall an ihre Schweigepflicht gebunden ist. Seine Frau hat ihn vor einigen Wochen verlassen, sie hat die gemeinsamen Kinder mitgenommen, für ihn ist eine Welt zusammengebrochen. Er hat versucht an seinem Arbeitsplatz den Schein zu wahren, die Belastung wirkt sich allerdings verständlicherweise auch auf die Qualität seiner Arbeit aus.

Egal in welcher professionellen Haltung wir täglich unserem Job nachgehen – wir tun dies immer als Menschen. Jeder von uns trägt seine persönliche Bürde, den eigenen Rucksack, immer mit. Manchmal ist da so viel hineingepackt, dass dieser Rucksack nicht mehr »trag-bar« ist, er wird »unerträglich« für uns, dann ist es an der Zeit etwas zu unternehmen, bevor wir unter der Last zusammenbrechen. Es macht Sinn sich auch hier im Rahmen des beruflichen Kontexts professioneller Hilfe zu bedienen, auch wenn der Fokus unseres Anliegens im privaten Bereich liegt.

Selbstverständlich ist in unserem Beispiel der Wunsch des Herrn Huber nach Wahrung seiner Privatsphäre zu respektieren. Hier ist es wichtig einen sehr einfühlsamen Weg zu finden, der einen möglichst normalen Arbeitsalltag trotz der derzeitigen persönlichen Belastungen zulässt.

Die Auswahl eines Coaches

Michael Herdlitzka

M. Herdlitzka, *Ziele erreichen –
(Selbst-)Coaching in Gesundheitsberufen*,
DOI 10.1007/978-3-642-24947-1_6
© Springer-Verlag Berlin Heidelberg 2014

6.1   Der »beste« Coach für mich

Was macht einen Coach für mich gut bzw. passend? Unterstützung suchende Personen entscheiden sich oft zuerst für eine der angebotenen Methoden, und suchen sich dann erst den dazu entsprechenden Coach aus. Davor ist aus fachlicher Sicht eher abzuraten. Es macht deutlich mehr Sinn sich nach Personen umzusehen, zu denen man Vertrauen empfindet. Aus welcher fachlichen Ecke diese Person kommt ist sekundär, die Beziehungsqualität sollte stabil und tragfähig sein, denn daraus resultiert der erlebte Nutzen.

Beispiel

Ich wurde von einer Klientin kontaktiert, die mich um eine Aufstellung ersucht hat. Nach Klärung ihres dahinter liegenden Wunschs musste ich feststellen, dass weder Setting noch Methode für die Lösung dieser Problemstellung geeignet waren.

Psychologisch-naturwissenschaftliche Methoden wie z. B. die Systemische Lehre, NLP, Transaktionsanalyse u.v.m. sind auf jeden Fall abgesichert. Coaches und Supervisoren aus diesen Richtungen können fundierte Ausbildungen vorweisen. Es spricht allerdings auch nichts gegen weniger gut abgesicherte Methoden wie z. B. Energetik oder Astrologie, wenn jemand eine vertrauensvolle Beziehung zur anbietenden Person aufgebaut hat und dort Hilfe erfährt.

Es ist aus mehreren Gründen nicht sinnvoll seine Erwartungen zu sehr an eine Methode zu richten. Will man unbedingt mit einer bestimmten Methode arbeiten kann es sein, dass sich die dazu passende Persönlichkeit in der Umgebung nicht findet. Gelingt es zwar eine Persönlichkeit zu finden, welche die gewünschte Methode entsprechend »verbiegt«, um mir einen Gefallen zu tun, ist es dadurch nicht mehr ideal und funktioniert daher nicht. Es kann auch vorkommen, dass man zwar innerhalb der Methode die richtige Persönlichkeit findet, diese aber umfassender ausgebildet ist und darauf hinweist, dass für den dargebotenen Fall die Methode nicht passend ist. Auch hier folgt Enttäuschung, man hat sich etwas ganz Bestimmtes von der gewählten Person erwartet, diese scheint es einem aber nicht zu vergönnen.

Entscheider in Institutionen oder Betrieben »kaufen« ebenfalls oft Methoden ein. Die ausgewählten Coaches bzw. Supervisoren müssen aus bestimmten Richtungen kommen. Auch hier gilt, es hängt nicht grundsätzlich von der Ausbildungsrichtung ab, ob es ein guter Coach ist oder nicht, sondern es kommt vielmehr darauf an, wie harmonisch die Persönlichkeit des Coaches mit den angebotenen Methoden übereinstimmt. Die Beziehung muss für den Klienten so vertrauensvoll sein, dass es dem Klienten möglich ist sich zu öffnen und jene Dinge anzusprechen, um die es ihm wirklich geht.

Natürlich kann es auch gut gehen, wenn man sich zunächst für eine Methode entscheidet, und dann innerhalb dieser Methode eine Person dazu wählt. Gelingt es allerdings nicht, wird man viel Zeit damit verbringen über Dinge zu sprechen, um die es gar nicht geht. Passt die Vertrauensbasis von Anfang an geht das wesentlich schneller.

Woran merke ich, dass ich beim richtigen Coach bin? Eine Möglichkeit, das festzustellen, ist, sich selber gut reflektiert zu fragen, wie offen und ehrlich man über genau das sprechen kann, worum es einem wirklich geht. Muss man dabei feststellen, dass man noch nicht alles offen gelegt hat, bedeutet das nicht, dass man im Gespräch nicht aufrichtig oder unehrlich war. Sich öffnen können wird nur gelingen, wenn die Beziehung auch passt. Wir kennen dieses Phänomen aus unserem Bekanntenkreis – man wundert sich nach einem Gespräch, was man alles von sich preisgegeben hat, über welche Themen man mit diesen Menschen reden konnte. Es ist ein Zeichen von Beziehungsqualität, wenn Dinge offen und ohne Konsequenzen ausgesprochen werden können.

Was mache ich, wenn ich bemerke, dass ich nicht beim passenden Coach bin? Am besten sofort offen ansprechen – es ist nicht zielführend abzuwarten bis es besser wird, oder einfach wegzubleiben ohne es angesprochen zu haben. Der professionelle Helfer kommt damit zurecht, aber bei mir selber bleibt etwas zurück, wenn ich eine Beziehung, die ich begonnen habe und die sich als nicht optimal herausstellt, einfach abbreche und verlasse. Das Anknüpfen an eine bessere Gesprächsbeziehung dauert länger, je mehr abgeschnittene Beziehungen ich mit mir herumschleppe. Es ist günstiger auszusprechen, dass man sich im Moment hier nicht besonders wohl und verstanden fühlt. Wahrscheinlich hat es der Coach bzw. Supervisor schon bemerkt, ist aber auf einem Weg um hinter etwas zu blicken – und dieser Weg wird momentan als nicht angenehm erlebt. Spricht man das sofort an macht man es dadurch zum Thema und muss behandelt werden. Wird es nach einem solchen Versuch immer noch nicht besser, steigert sich das persönliche Wohlbefinden nicht, obwohl es jetzt anders gemacht wird, ist es sinnvoll offen zu sagen, dass man nicht das Gefühl hat auch wirklich weiterzukommen. Ein verantwortungsvoller Helfer wird das respektieren und Empfehlungen für die Suche nach einer anderen Person abgeben.

Diejenigen, die in Organisationen Verantwortung für die Zusammenstellung eines Coaching- oder Supervisionspools tragen, mögen bedenken, dass eine gewisse Vielfalt auf allen Gebieten (Alter, Geschlecht, Ausbildung, aber auch ethnische Herkunft) für die Klienten günstig ist und den Auswahlprozess erheblich erleichtert.

> ▶ **Ich habe den für mich richtigen Coach gefunden, wenn das Vertrauensverhältnis so stabil ist, dass ich die Dinge aussprechen kann, die mich wirklich bewegen – mein Coach wird das für mich passende Setting vorschlagen!**

6.2   Wie finde ich (m)einen passenden Coach?

Sie stehen vielleicht gerade vor einer beruflichen Weggabelung und haben beschlossen sich professionelle Hilfe für die Entscheidungsfindung zu suchen. Wie kommen Sie nun zur für Sie passenden Person? Eine Möglichkeit ist es im Bekanntenkreis nachzufragen, ob vielleicht schon jemand Erfahrungen mit Coaches bzw. Supervisoren gemacht hat und Ihnen Personen empfehlen kann. Sie können sich auch im Internet auf die Suche machen, es gibt verschiedene Beraterplattformen und Netzwerke, die Profildaten liefern. Die persönliche Präsentation und ein Foto lassen schon mal einen ersten Eindruck für Sie zu.

Wenn Sie noch zwischen verschiedenen Personen schwanken lassen Sie Ihr Gefühl entscheiden. Oft zählt der erste Eindruck – hier spielt gar nicht unbedingt der Zufall eine Rolle, sondern unsere Intuition nimmt uns Entscheidungen ab.

Die Entscheidung liegt immer bei Ihnen – erst im persönlichen Gespräch können Sie sich davon überzeugen, ob eine gewisse Grundsympathie vorhanden ist. Geschulte, seriöse Berater sind in der Lage eine entspannte Gesprächsatmosphäre zum Kennenlernen herzustellen. Was immer Sie wissen wollen – fragen Sie bitte. Nur so können Sie sichergehen jemanden gefunden zu haben, mit dem Sie eine vertrauensvolle Arbeitsbeziehung eingehen wollen. Gibt Ihnen Ihr Gefühl kein grünes Licht so sagen Sie das bitte auch. Ein professionell agierender Coach achtet seinerseits auf ein offenes und wertschätzendes Miteinander und klärt mit Ihnen fachliche und menschliche Zuständigkeiten ab. Haben Sie persönlich das Gefühl nicht richtig aufgehoben zu sein – suchen Sie bitte weiter!

> ❯ Mein passender Coach begegnet mir offen und wertschätzend und gibt mir das Gefühl mich mit meinen Anliegen öffnen zu können!

6.3   Möglichkeiten und Grenzen externer Begleiter

Mindestens so zahlreich wie die zuvor erörterten Kommunikationsmodelle sind auch die »Schulen« im Coaching und in der Supervision. Es kommen sogar noch die von den einzelnen psychotherapeutischen Schulen hergeleiteten Modelle hinzu, sowie einige weitere, welche ihrerseits aus spezifischen Anwendungsfällen entstanden sind. Das »Angebot« ist schier unerschöpflich, auch wenn wir nur den engsten Kreis der in unserem Sinne auf »professionell helfender Kommunikation« aufbauenden Schulen betrachten wollen.

Jede dieser »Schulen« hat – allgemein anerkannte – Stärken und Schwächen, Vor- und Nachteile. Eine eingehende Analyse dieser Unterschiede würde hier den Rahmen sprengen und vermutlich mehr Verwirrung stiften als Aufklärung bringen. Anzumerken ist ganz allgemein, dass nicht bestimmte Methoden und Vorgehensweisen an sich »gut« oder »schlecht« sind. Es kommt auf die Erfahrung der jeweiligen Supervisoren oder Coaches mit der »eigenen« Methode an, v. a. aber auf die Qualität der Arbeitsbeziehung zwischen den Teilnehmer und den Supervisoren bzw. Coaches.

Supervision und Coaching setzen v. a. bei der Wahrnehmung der Klienten von ihrer Situation, ihrem Umfeld und den darin eingebetteten Beziehungen an. Schon Robert Mills Gagne beschreibt als die wichtigste Aufgabe eines »Lehrers« (und wir erlauben uns den Analogieschluss auf Supervisoren und Coaches) die Begleitung im Veränderungsprozess (Lernen) durch Unterstützung bei der Selbstwahrnehmung, um zu immer besser passenden (!) Zielsetzungen zu gelangen. Dabei sollen Lehrer bzw. Berater (in unserem Fall also die Supervisoren bzw. Coaches) v. a. die Rückkopplung zwischen Zielerreichung (oder dessen Verfehlung) und der daraus resultierenden Neufestsetzung des Anspruchsniveaus unter Berücksichtigung des individuellen und situationsspezifischen Attributionsstils unterstützend begleiten.

Die Möglichkeiten sind also ebenso zahlreich wie vielfältig. Man kann Gespräche mit professioneller Hilfe nutzen, um kontinuierlich Psychohygiene zu betreiben, das geschieht zum Großteil in der Supervision. Es muss nicht notwendigerweise einen Anlass dazu geben, es macht auch Sinn wenn man das Bedürfnis noch gar nicht verspürt. Gerade in Berufen, die viel mit Menschen zu tun haben – zu denen auch das Gesundheitswesen zählt – nimmt man oft was von den täglichen Ereignissen mit nach Hause. Oder besonders emotionale Ereignisse begleiten einen über eine längere Zeit und die Verarbeitung fällt uns schwer. Leider bemerken wir das oft gar nicht, weil wir ja gerne für andere Menschen da sind. Allerdings ist niemand beliebig belastbar und gewisse Dinge werden in unseren Rucksack gepackt, den wir weiter mit uns durchs Leben tragen. Wenn ein Ereignis über Tage oder gar Wochen immer wieder ins Gedächtnis zurückkehrt und Sie sich damit beschäftigen, ist das ein Alarmsignal. Hier ist etwas »hängen geblieben«, etwas nicht vollständig verarbeitet und es wäre ratsam, sich diesen Dingen anzunehmen und durch Reflexion, Gespräch einen neuen Umgang damit zu suchen.

Wir kommen alle als Menschen zur Arbeit, und bringen damit auch jeden Tag unsere persönliche Bürde mit. Oft ist Abgrenzung gar nicht erwünscht, man ist der Mensch der man ist. Kommen noch andere Belastungen dazu kann das eigene Limit bald einmal erreicht sein. Abgrenzungen müssen sein, man kann nicht alles grenzenlos persönlich nehmen. Das hierfür geeignete Setting ist Coaching, um an seiner Abgrenzungsfähigkeit arbeiten zu könne. Es gibt zahlreiche individuelle Möglichkeiten die persönliche Balance zu finden, ob z. B. Yoga oder Jogging für den einzelnen geeignet ist, ist eine Frage des persönlichen Geschmacks.

Hat man für sich etwas erkannt, dass man gerne verändern möchte, so kann man durch professionelle Hilfestellung diesen Prozess erheblich beschleunigen. Es geht auch mit sich allein, also ohne Hilfe. Man kommt allerdings auf erstaunliche Erkenntnisse, wenn der Coach die gleiche Frage stellt, die man sich selber schon oft gestellt hat. Man denkt plötzlich darüber von einer anderen Seite nach, und genau das löst etwas aus. Dabei sollte man bedenken, dass nicht die Frage an sich das auslösende Moment ist, sondern die Beziehung zu der anderen Person! Diese Person ist im Idealfall so neutral, dass sie widerspiegeln kann, was bei mir schon an eigenen Ideen und auch an Schwingungen da ist. Ohne Spiegel gehen diese ins Leere, durch den Spiegel kommen sie zurück und sagen mir auf einmal was. Das sollte man erlebt und ausprobiert haben, um diese verblüffende Erkenntnis selber zu erleben. Es eröffnet sehr viele Möglichkeiten, man kann Dinge überhaupt in Bewegung bringen, beschleunigen, in neue Richtungen lenken oder Entdeckungen machen, auf die man von alleine nicht gekommen ist.

Coaching fördert persönliche Entwicklungsprozesse und bietet Unterstützung in schwierigen Entscheidungsprozessen – auf frei- »williger« Basis. Eine absolute Grenze ist dort, wo man etwas bewusst unentschieden lassen möchte, und das auch für sich selbst explizit ausgesprochen hat. Keine auch noch so bewährte Methode kann etwas ändern, wenn man es eigentlich so belassen möchte wie es ist, nichts kann über den persönlichen Willen hinweg geändert werden. Coaching kann daher nur hilfreich sein, wenn eine Veränderung auch erwünscht ist.

Supervision sollte in helfenden Berufen fixer Bestandteil sein, aber trotzdem freiwillig beansprucht werden können. Die wichtigste Erfahrung ist zu erleben, dass in diesem Rahmen nicht jemand mit mir etwas macht, sondern dass mich jemand dabei unterstützt das zu tun, was ich selber möchte. Wird ein Team zur Supervision geschickt, in dem nicht alle freiwillig dabei sitzen, so muss das in der Gruppe zum Thema gemacht werden. Kann die Gruppe etwas dafür tun, dass es auch den Skeptikern sinnvoll und nützlich erscheint? Wenn jemand nicht teilnehmen möchte ist es sinnvoller diese Person draußen zu lassen, als sie gegen ihren Willen quasi zu verpflichten. Es kommt auch vor, dass gerade jene Menschen, die Supervision vehement ablehnen, in Situationen geraten, wo sie diese dringend brauchen. Hier kann es sein, dass Supervision nicht mehr hilfreich sein kann, sondern bereits Therapie in Anspruch genommen werden muss, u. U. sogar stationär. Man hat etwas übersehen, das schon länger da war, das sich jetzt nicht mehr allein bewältigen lässt. Dies ist kein drohender Zeigefinger, sondern vielmehr als Hinweis zu verstehen, wie wichtig ein ausgeglichenes Seelenleben auch im Berufsalltag ist – ob die Methode dafür Supervision, Coaching oder Waldspaziergang lautet ist jedem persönlich überlassen.

Grenzen gibt es auch dort wo die Beziehung nicht passt. Menschen harmonieren unterschiedlich miteinander, manche kommen besser ins Gespräch als andere. Das kann auch in der Beziehung zur helfenden Person so sein. Ist das Vertrauen sich öffnen zu können nicht da oder möchte man Dinge, die man als heikel erlebt mit dieser Person nicht besprechen, dann sollte es die Möglichkeit geben jemand anderen aufzusuchen. Oft werden gerade in größeren Institutionen Pools angeboten, welche die Auswahl nach der passenden Person erleichtern.

Einschränkungen und Grenzen gibt es auch bei der gewählten Methode. Diese spielt allerdings eine umso geringere Rolle, je besser und vertrauensvoller die Beziehung ist. Bei Gruppen spielt die Methode eine größere Rolle als bei Einzelpersonen. Grundsätzlich ist die Methode immer in Zusammenhang mit der Aufgabenstellung zu sehen. Äußerst wichtig ist es auch festzustellen, dass in diesem Kontext die Rede immer von voll handlungsfähigen Personen ist. Sollte diese Handlungsfähigkeit durch irgendetwas bedroht sein, stoßen wir an eine absolute Grenze. Bemerkt man vielleicht selber nicht gleich, dass die eigene Handlungsfähigkeit und -freiheit eingeschränkt ist wäre es gut, wenn Kollegen oder Vertrauenspersonen in der Umgebung darauf sensibilisiert sind und erkennen, dass hier anderer Handlungsbedarf gegeben ist.

Grenzen und Möglichkeiten sind oft auch im verfügbaren Angebot zu sehen. Es kann ein Angebot geben Supervision in der Gruppe wahrzunehmen, ergänzend dazu darf es auch im Einzelsetting in Anspruch genommen werden. Beide Settings haben ihre Vorteile – gewisse Dinge gehen in der Gruppe besser, der Zusammenhalt wird gestärkt, man fühlt sich besser aufgehoben, oder es hilft zu erleben, dass man mit seinen Fragen nicht die Einzige ist. Andrerseits kommen manche Themen unter vier Augen einfach leichter über die Lippen, man hat gute Gründe, diese in der Gruppe nicht ansprechen zu wollen.

Schade ist, dass oft Budgets oder Rahmenbedingungen Grenzen setzen. Es werden z. B. Möglichkeiten angeboten, die mit Hierarchie verbunden sind und nicht mit tatsächlicher Bedürftigkeit.

Beispiel

Eine Supervisionsgruppe trifft sich regelmäßig und kann davon profitieren. In einer Runde tritt ein sehr heikles Thema auf, man merkt wie viel Energie aus der Gruppe in dieses Thema hineinfließt. Es ergibt sich auch der Eindruck, dass es einem Gruppenmitglied damit besonders schlecht geht. Die Gruppenleitung, welche auch an der Gruppensupervision teilnimmt, kommt zusätzlich in ein Einzelsetting, sie hat als Einzige die Möglichkeit dazu. Sie möchte im Einzelgespräch über die betroffene Person sprechen, der es schlecht geht. Der Rat: Hier sollte eigentlich diese betroffene Person die Möglichkeit haben ein Einzelsetting in Anspruch zu nehmen, und nicht die Teamleitung!

Rahmenbedingungen zu ändern liegt oft in der Verantwortung von Führungspersonen und der Organisation. Budgets sind begrenzt und Veränderungen kosten was – darüber muss gemeinsam nachgedacht werden. Trotz dieser Umstände ist es ratsam, dass Sie als einzelner Mitarbeiter Ihre Wünsche gegenüber Ihrem Vorgesetzten und im Team äußern. Manchmal gibt es Wege, die eine oder andere Idee auch im kleinen Team zu realisieren.

❯ **Ich gehe als Mensch zu meiner täglichen Arbeit – mir sollte bewusst sein, dass ich nicht beliebig belastbar bin. In Supervision oder Coaching habe ich die Möglichkeit über Dinge zu sprechen, die mich beschäftigen – bevor sie zur Bürde für mich werden!**

6.4 Die Verantwortung bleibt bei mir

In sehr vielen sozialen Einrichtungen (Krankenhäuser, Sanatorien, Alten- und Pflegeheime) und sozialen Institutionen (Rotes Kreuz, Caritas) ist Supervision (Coaching steht hier vergleichsweise erst am Anfang) bereits standardmäßig eingeführt. Die Mitarbeiter haben in regelmäßigen Abständen die Möglichkeit, sich in »ihrer« Supervisionsgruppe auszusprechen und sich für den oftmals beschwerlichen Arbeitsalltag Anregungen und neue Kraft zu holen. In vielen Fällen funktioniert dieses System ausgezeichnet, die Teilnehmer wären ohne diese Unterstützung weitaus weniger leistungsfähig und motiviert. Aber es gibt auch etliche Punkte, welche zu bedenken wären, wollte man etwas Vergleichbares verändern oder in eine Organisation neu einführen.

Die Teilnahme sollte, auch wenn die Supervision während der Dienstzeit angeboten wird, freiwillig erfolgen. Verpflichtende Teilnahme mindert das Vertrauen und ebenso die Motivation, das Angebot auch als Bereicherung zu verstehen. Jemand, der in einer solchen Gruppe »nur die Zeit absitzt«, wird kaum einen persönlichen Nutzen erleben können und wird überdies zum Störfaktor für Andere.

Man sollte nicht einer fixen Gruppe zugeteilt werden, sondern die Möglichkeit haben, Gruppen und die dort tätigen Leiter unverbindlich kennenlernen zu können. Dort, wo man sich am wohlsten fühlt, darf man verbleiben, aber auch durchaus wieder wechseln, wenn einem danach ist.

Nicht alle Themen, welche wert sind, behandelt zu werden, sind für die Bearbeitung in Gruppen geeignet. Daher wäre eine (gelegentlich) zusätzliche Möglichkeit zur Einzelsupervision empfehlenswert. Auch dort, wo dies für die Führungskräfte (dann meistens als Coaching) bereits selbstverständlich ist, wäre eine Ausweitung auf alle Mitarbeiter sinnvoll.

Führungskräfte sollten der Versuchung widerstehen, Supervision und/oder Coaching zu »verordnen«, wenn Leistung oder Verhalten nicht den eigenen Vorstellungen entsprechen. Wie bereits erwähnt, sind Supervision und Coaching keine »Reparaturanstalten«, sondern sind besser als »regelmäßiges Service« zu verstehen. Gute, regelmäßige Wartung verhindert oft, dass »Reparaturen« nötig werden, kann diese aber nicht ersetzen, falls sie sich doch als notwendig erweisen. In Bezug auf Menschen wäre dies dann eine Aufgabe der Psychotherapie. Aber diese ersetzt ebenfalls nicht die eigentliche Verantwortung und Tätigkeit der Führung. Es ist Führungsarbeit (!), Verhalten und die Leistungen der Mitarbeiter zu beeinflussen. Supervision und Coaching ermöglicht diesen nur, den Anforderungen leichter und auf Dauer nachzukommen.

Immer wieder angebotene, offene Informationsveranstaltungen erleichtern »Neulingen« einen Einblick in den Verlauf und die Wirkung von Supervision, Coaching, und soweit ebenfalls »im Angebot«, Psychotherapie. Sollten Konflikte eskalieren und die Bearbeitung innerhalb der Supervision nicht mehr möglich oder sinnvoll sein, wäre auch eine Schnittstelle zum Angebot der Mediation anzuraten. So können Berührungsängste abgebaut und das Interesse erhöht werden.

Die Aufgabe, ein System von Supervision und/oder Coaching in einer Organisation zu etablieren, ist etwas für Spezialisten. Zu vielfältig sind die möglichen »Stolpersteine«, die Unwägbarkeiten und realen Schwierigkeiten. Ein Beraterteam, welches die Methoden und jene, dies sie anwenden sollen, kennt, würde

— …den genauen Bedarf erheben, sowohl für regelmäßige Betreuung in Gruppen und einzeln, als auch für allfällige zusätzliche Programme in Zeiten erhöhten Bedarfs. Dies könnte z.B. nach Katastrophen oder Epidemien der Fall sein, wenn die Belastungen aller Art schlagartig ansteigen.

— …die geforderten Kompetenzen der zukünftig einzusetzenden Supervisoren und Coaches erheben. Die Ausbildungswege sind enorm vielfältig und nicht genormt. Ein genauer Überblick, um Über- wie Unterqualifikation zu verhindern und eine hinreichende Kenntnis der Anforderungen sozialer Organisationen sicher zu stellen, ist schwierig, aber notwendig.

— …einen Pool geeigneter Fachleute aufstellen. Um eine gewisse »Auswahl« und den freiwilligen Zugang bieten zu können, ist eine hinreichende Anzahl von Supervisoren und Coaches mit entsprechender Ausbildung und Erfahrung nötig.

— …einen geeigneten Einsatzplan erstellen. Ein möglichst optimaler Mix, der die Teilnehmer motiviert und den Dienstbetrieb nicht stört soll gefunden werden. Sowohl Dienst- als auch Freizeiten sind einzubeziehen, denn der »Eigenanteil« demonstriert u.a. den Wert der Maßnahmen.

Supervision und Coaching bieten – optimal eingesetzt – den Teilnehmern Halt, Stärke, neue Energie für bestehende sowie Ideen und Motivation für neue Aufgaben. Supervision und Coaching helfen mit, dass die Mitarbeiter von Betrieben, Organisationen und Institutionen reifer, konstruktiver und freudvoller miteinander umgehen. Dies bewirkt auch einen wesentlich effektiveren und positiveren Umgang mit den jeweils Anvertrauten. Supervision und Coaching können höchst wirkungsvoll den – oft unsichtbaren – »Sand im Getriebe« reduzieren und stellen daher in den allermeisten Fällen auch rein betriebswirtschaftlich betrachtet höchst effiziente Investitionen dar.

> **Auch wenn in meinem Unternehmen Supervision bzw. Coaching als fixer Bestandteil im Arbeitsalltag integriert ist, sollte das Angebot für mich freiwillig bleiben – ich möchte selbst entscheiden, ob ich es annehme und auch, zu wem ich gehen will!**

Ziel erreicht – was nun?

Michael Herdlitzka

M. Herdlitzka, *Ziele erreichen –*
(Selbst-)Coaching in Gesundheitsberufen,
DOI 10.1007/978-3-642-24947-1_7
© Springer-Verlag Berlin Heidelberg 2014

7.1 Erinnerung an die Motivation

Steht man nun auf der anderen Seite der Ziellinie ist es an der Zeit, den gesamten Prozess in einem Rückblick noch einmal an sich vorbeiziehen zu lassen – nachzudenken wie alles angefangen hat, und darüber zu reflektieren, zu welchem Grad das Ziel erreicht werden konnte (Minimal-, Optimal- Maximalziel). Will man etwas wirklich erreichen, so ist man dafür auch motiviert, weil man sich davon auch etwas verspricht. Man »erlebt« auch Motivation, wenn man es dann tatsächlich geschafft hat.

Auf der emotionalen Seite wird positiv Erreichtes gefeiert und nicht Erreichtes verabschiedet, alles geschieht mit Hilfe von ritualisierten Handlungen. Auf der kognitiven Seite wird eine Bilanz gezogen, eine Zusammenfassung gemacht mit dem Ziel sich selber besser kennen zu lernen. Überlegungen wie es gelaufen ist, ob das gesetzte Ziel passend, zu leicht oder zu schwierig war oder wie man dabei vorgegangen ist, beinhalten ein gewisses Lernpotenzial fürs nächste Mal. Was könnte man aus dem jetzt Erlebten lernen, damit es dann vielleicht leichter geht, weniger Aufwand oder Zeit braucht, oder sogar ein höheres Ziel werden kann?

❯ Habe ich mein Ziel erreicht blicke ich dadurch motiviert auf den Weg dorthin zurück!

7.2   Erfolg und Zufriedenheit

Es ist durchaus erwünscht erreichte Ziele als Erfolg zu feiern. Wenn man darüber nachdenkt, was man erreicht hat, und sich vielleicht gleich wieder das nächste Ziel vornimmt, dieses wieder erreicht usw., so erfährt man dabei ein »Flow«-Erlebnis (Bezeichnung aus dem Sport). Echte Hochleistungsphasen empfindet man dann nicht als anstrengend, sondern man kann daraus sogar Kraft beziehen.

❯ **Der Erfolg kann mir Flügel verleihen!**

7.3   Wessen Ziel verfolge ich?

Zusammenfassend ausgedrückt verfolgt man immer das eigene Ziel. Fremde Ziele werden nicht verfolgt, wenn doch, dann geschieht es unter Zwang oder über eine Umweg-Rentabilität. Fremdziele brauchen eine abschließende Reflexionsphase, um nicht negative Konsequenzen zu erleiden. Wurden Ziele unter Zwang erreicht bleibt jede Art von Erfolgserlebnis aus. Man erlebt lediglich eine Erleichterung, dass diese Druckphase endlich vorüber ist. Es ist wichtig eigene Ansatzpunkte und Möglichkeiten zu finden, um es bei einem nächsten Mal doch über eine Umweg-Rentabilität zumindest teilweise zum eigenen Ziel machen zu können. Es ist entscheidend etwas Positives darin für sich entdecken zu können, und nicht nur Vermeidung zu erleben (»hoffentlich blüht mir sowas nicht noch einmal«). Die Erleichterung über das Vermiedene ist auf Dauer zu wenig, daraus schöpft man keine Motivation. Diese gibt Kraft, nur wenn man für eine Sache auch motiviert ist fühlt man sich gut dabei.

❯ **Nur wenn ich einen Sinn oder einen Nutzen für mich in einer Aufgabe erkennen kann will ich ein Ziel auch ernsthaft erreichen – dann bin ich dazu auch motiviert!**

7.4   Was, wenn ein Ziel nicht erreicht wird?

Das vorgenommene Ziel konnte nicht erreicht werden, oder nur zu einem Teil erreicht werden – wie geht man damit um? Es gilt die Folgen und Konsequenzen aus dem Nicht-Erreichten abzuwägen und für sich selber eine Art von Schadensbegrenzung zu überlegen. Wo sind die Folgen schlimmer? Zugeben des persönlichen Scheiterns kann mit evtl. Gesichtsverlust einhergehen, die Variante des Verleugnens, weil man es sich selber nicht ein gestehen kann, hat ebenso Auswirkungen. Auch hier muss zuerst die Klärung mit sich selber stattfinden um die Angelegenheit auf die bewusste, explizit ausgesprochene Ebene zu transportieren. Dann gilt es noch einen Weg zu finden es auch nach außen kommunizieren zu können.

> ❯ **Wenn ich etwas nicht erreichen konnte, muss ich mir das selber eingestehen!**

Fazit

Der Weg zwischen »sich etwas vornehmen« und »ein Ziel auch tatsächlich erreichen« will gut geplant sein. Echte Ziele zeichnen sich dadurch aus, dass sie konkret formuliert, realistisch, messbar und terminlich genau festgelegt sind. Nur wer sein Ziel genau kennt wird den Weg dorthin auch genau planen können.

Mit Motivation gelingt es deutlich einfacher – wer weiß, welchen persönlichen Wert das Ziel hat, wie attraktiv und lohnend es sein wird es zu erreichen, strengt sich auch gerne dafür an. Bei Zielen, die nicht die eigenen sind, hilft oft ein zweiter Blick: wenn es gelingt auch einen eigenen Nutzen damit zu verbinden kann das Ziel durchaus zumindest teilweise zu einem eigenen gemacht werden.

Es ist wichtig für sich selber Klarheit zu schaffen, wenn nicht ausgesprochene Gefühle oder Bedenken am Weiterkommen hindern. In einem begleitendenden Coaching-Prozess können fördernde und hemmende Faktoren erkannt und nutzbar gemacht werden. Dinge oder Gefühle, die einem selber nicht ganz klar waren, können dabei explizit ausgesprochen werden, und so findet sich auch ein Weg damit umzugehen. Ebenso explizit vor sich selber ausgesprochen werden sollten auch Misserfolge, die evtl. nach außen kommuniziert werden müssen. Solche Gespräche können mit Hilfe von professioneller Begleitung geübt werden. Etwas nicht erreicht zu haben ist nicht unbedingt gleichbedeutend mit Gesichtsverlust, vielleicht gab es unerwartete Entwicklungen, u. U. ist aber auch ein Neustart unter abgeänderten Bedingungen möglich. Eine realistische Selbsteinschätzung ist in jedem Fall hilfreich, da auch zu hohe Ansprüche an sich selber eine

▼

Zielerreichung unmöglich machen. Im Falle des Gelingens ist es wiederum wichtig seinen eigenen Anteil daran zu sehen und auch entsprechend zu würdigen. Erfolge gehören gebührend gefeiert, von Nicht-Erreichtem sollte man sich entsprechend verabschieden können. Coaching und Supervision leisten wertvolle Unterstützung bei der Zielfindung und im Zielerreichungsprozess. Ein professioneller Coach begleitet Klienten auf der Suche nach ihren eigenen Lösungen und greift dabei auf deren persönlichen Ressourcen zurück – der Klient ist sein eigener Experte! Eine derartige Beratungsbeziehung beruht auf Freiwilligkeit, Vertrauen und gegenseitiger Akzeptanz – die zwischenmenschliche Ebene sollte auf der Suche nach einem passenden Coach bzw. einem passenden Supervisor ausschlaggebend sein. Gerade in Gesundheitsberufen ist es wichtig darauf zu achten, dass die tägliche Bürde nicht zu groß wird. Wir gehen alle als Menschen in den Job und sind nicht beliebig belastbar – professionelle Gesprächsbegleitung entlastet nicht nur, sie unterstützt und fördert auch die persönliche Weiterentwicklung!

Serviceteil

M. Herdlitzka, *Ziele erreichen –*
(Selbst-)Coaching in Gesundheitsberufen,
DOI 10.1007/978-3-642-24947-1
© Springer-Verlag Berlin Heidelberg 2014

Stichwortverzeichnis

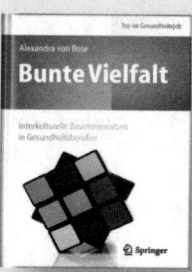
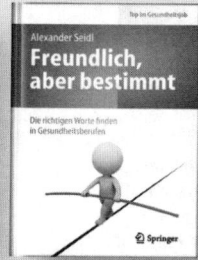
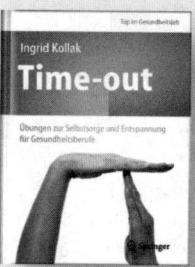
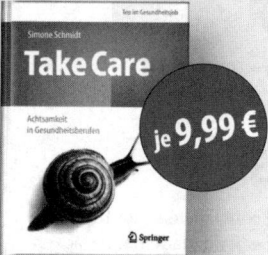

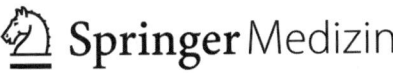
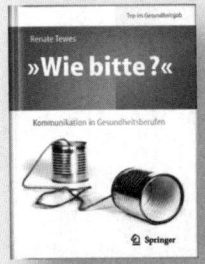
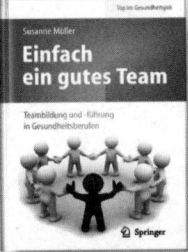
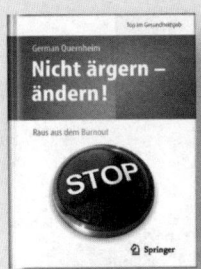
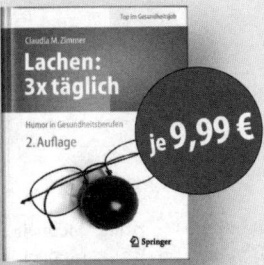

Printing: Ten Brink, Meppel, The Netherlands
Binding: Ten Brink, Meppel, The Netherlands